W0318942

FIT IN TIME

Nina Winkler

BODYSHAPING
mit dem Thera-Band®

15-30-60-Minuten-Training

südwest

Inhalt

Fit in time
Thera-Band

Ein Wort zuvor

Ein intensives Workout für knackige Formen und ein kleines Gummiband, das in jede Handtasche und in jeden Koffer passt – mehr brauchen Sie nicht, um Ihren Körper blitzschnell auf Vordermann zu bringen! Das Thera-Band ist ein wahrer Tausendsassa: Sie können alle Körperpartien damit straffen, die Konturen formen und auch die innersten Muskelschichten trainieren. Ein flacher Bauch und knackige Muskeln sind schon nach wenigen Wochen Training das sichtbare Ergebnis!

Ich verwende das Band seit Jahren immer wieder gerne beim Personal Training oder auch selbst auf Reisen. Der ganze Körper lässt sich damit wunderbar formen – und auch Ihr Body wird mit gezielten, speziell zugeschnittenen Übungen im Nu fit und straff! Und Sie können sofort loslegen, denn in diesem Buch gibt es nicht nur die passenden Workouts, sondern ein original Thera-Band® gleich mit dazu.

Viel Spaß beim neuen Thera-Band-Training
wünscht Ihnen
Ihre

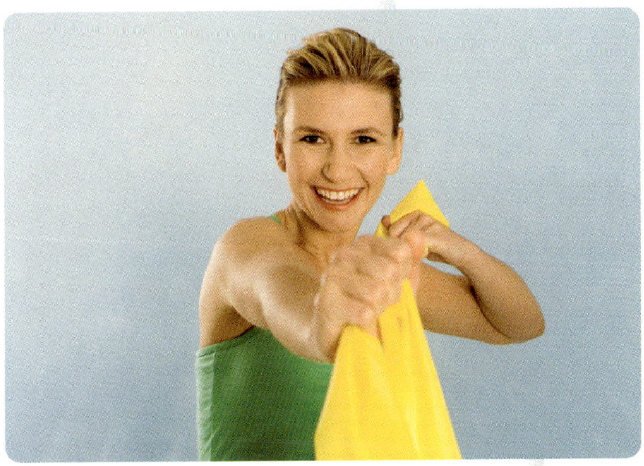

Thera-Band-Training

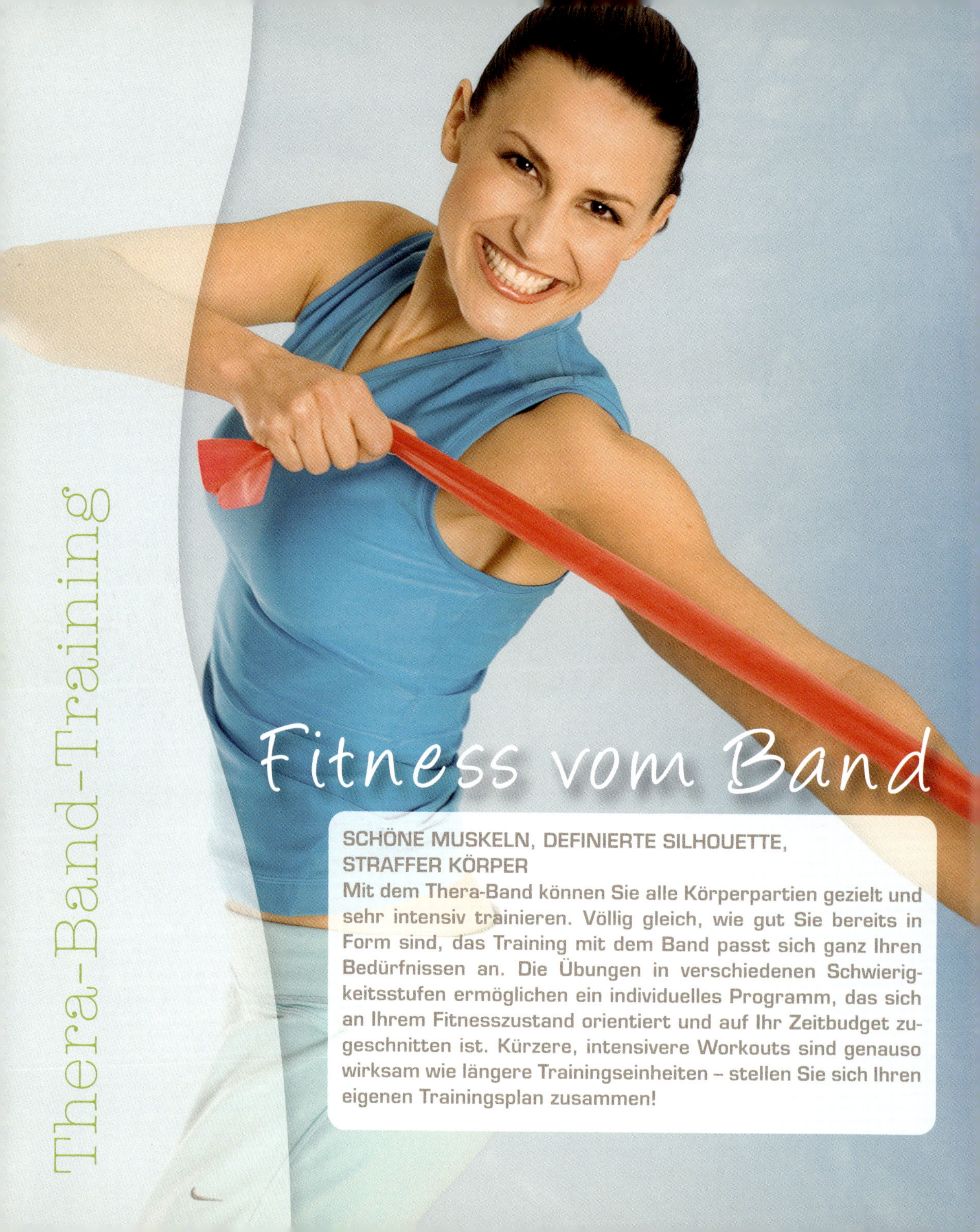

Fitness vom Band

SCHÖNE MUSKELN, DEFINIERTE SILHOUETTE, STRAFFER KÖRPER

Mit dem Thera-Band können Sie alle Körperpartien gezielt und sehr intensiv trainieren. Völlig gleich, wie gut Sie bereits in Form sind, das Training mit dem Band passt sich ganz Ihren Bedürfnissen an. Die Übungen in verschiedenen Schwierigkeitsstufen ermöglichen ein individuelles Programm, das sich an Ihrem Fitnesszustand orientiert und auf Ihr Zeitbudget zugeschnitten ist. Kürzere, intensivere Workouts sind genauso wirksam wie längere Trainingseinheiten – stellen Sie sich Ihren eigenen Trainingsplan zusammen!

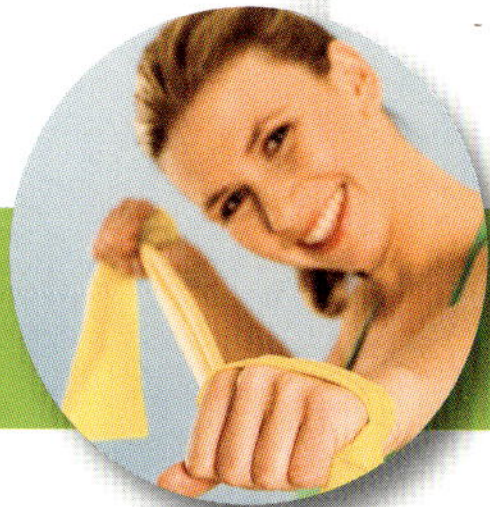

Basics Workout: Schlank vom Band

Das kleinste Fitnessstudio der Welt bringt Sie rasch auf Erfolgskurs! Typgerechtes Training und variables Workout gehen dabei Hand in Hand. Lassen Sie sich überraschen!

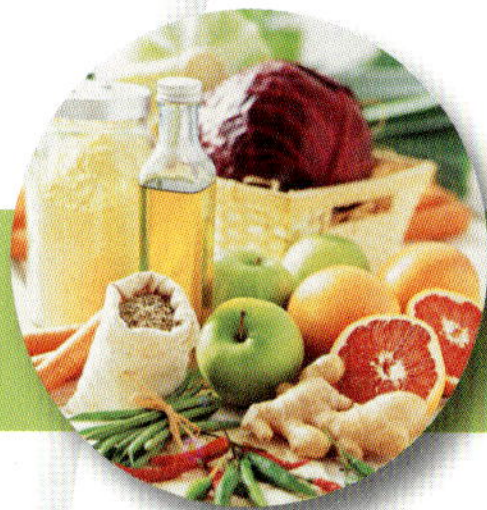

Basics Ernährung: Von morgens bis abends fit

Futtern Sie Fitness – ein wohlgeformter Körper, schlanke Muskeln und straffes Gewebe sind der Lohn! Wie das funktioniert? Einfacher als Sie denken: Lesen Sie hier.

Basics Workout
Schlank vom Band

Wie Sie mit dem kleinsten Fitness-Studio der Welt schnell auf Erfolgskurs kommen und was Sie über Training und Ernährung wissen sollten – in diesem Kapitel finden Sie die wichtigsten Fakten und Informationen.

Seine Bewährungsprobe hat es mittlerweile mehr als bestanden – denn es hat sich beim Training immer wieder erfolgreich bewährt: Seit das Thera-Band mit der Aerobic-Welle vor rund 20 Jahren über den Großen Teich zu uns herüberschwappte, ist es aus der Trainingswelt nicht mehr wegzudenken. Das ist keine Überraschung, denn die Power-Gummis sind wahre Workout-Wunder: Mit ihnen können Sie die Muskeln kräftigen, straffen und in Form bringen, gleichzeitig beweglicher und geschmeidiger werden. Ein weiterer Vorteil: Sie sind völlig unabhängig! Egal wann und wo Sie trainieren möchten, das Band findet überall Platz und passt sich Ihrem Terminkalender perfekt an! Morgens, mittags oder abends – wann soll Ihr Training stattfinden?

Zug um Zug fitter

Das vielfach einsetzbare Gummiband macht sich zwar in jeder Tasche klein, entfaltet aber dennoch große Qualitäten. Die Moves mit dem Band funktionieren nach dem Prinzip des progressiven Widerstandes: Je stärker Sie daran ziehen, desto schwerer wird eine Übung. Im Gegensatz zu den geführten Übungen an den Trainingsmaschinen im Fitnessstudio müssen beim Training mit dem Thera-Band alle Körpersysteme arbeiten. Nicht nur die Muskeln werden gefordert, sondern auch Koordination und Gelenkstabilisierung sind gefragt. Das macht das Training mit dem Band zu einem modernen Workout, das dort ansetzt, wo andere Trainingsgeräte nicht hinkommen: An den tief liegenden Muskelschichten, die dem Körper Stabilität, Haltung und Spannkraft verleihen. Bei vielen der gezeigten Übungen werden die Muskeln außerdem nicht isoliert, sondern vernetzt bearbeitet. Das hat den großen Vorteil, dass diese Ihnen auch im Alltag nutzen. Im Gegensatz zu aufgepumpten Studio-Muskeln, die außer zum Gewichteheben meistens nicht sehr nützlich sind, bekommen Sie mit dem Thera-Band straffe, schlanke Muskeln. Genau so, wie Sie es sich wünschen!

Power braucht Widerstand

Das Thera-Band ist vielseitig einsetzbar. Ursprünglich wurde das Gummiband entwickelt, um Menschen nach Gelenks- und Muskelverletzungen wieder fit zu machen, denn Kraft kann mit ihm genauso trainiert werden wie Beweglichkeit. Das Zauberband wurde bald als Bodyformer für Aerobic- und Gymnastikkurse entdeckt. Seitdem sind die Gummibänder ein beliebtes Tool in jedem Fitnesscenter und nicht mehr wegzudenken beim Figurforming. Um Problemzonen abzubauen und an den

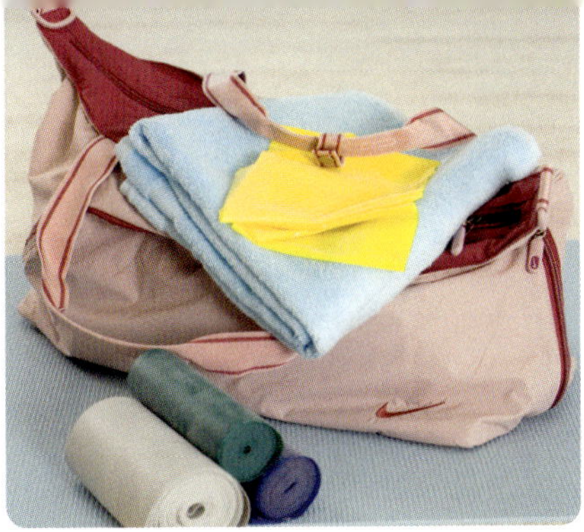

Die Farben der Thera-Bänder stehen für die unterschiedlichen Stärken.

richtigen Stellen mit schlanker Muskulatur aufzupolstern, ist vor allem die Kraftkomponente des Bandes gefragt. Nur wenn Sie gegen einen Widerstand trainieren, können Sie auch Kraft aufbauen. Durch die langsame Spannungszunahme beim Training bietet das Thera-Band einen unschätzbaren Vorteil: Die Muskeln müssen intensiver arbeiten und können sich nicht durch die Unterstützung der Gelenke »ausruhen« – mogeln ist also nahezu unmöglich! Durch die vielfältigen Einsatzmöglichkeiten des Bandes sind Sie nur bei speziellen Übungen auf einen Trainingspartner angewiesen; auf diese Moves habe ich im vorliegenden Programm jedoch verzichtet. Die hier vorgestellten Übungen können Sie ohne Hilfe machen. Sie brauchen nur Befestigungsmöglichkeiten für das Band, die Sie in jedem Haushalt oder Büro finden können. Ein weiterer Vorteil des Trainings am Band: Es ist einfach, Muskelketten zu fordern und dadurch die Koordination der Muskeln zu aktivieren. Das macht das Training alltagstauglich. Auch das Training der Balance werden Sie hier kennenlernen; das macht aus scheinbar einfachen Übungen auch für Geübte eine wahre Herausforderung. Sie trainieren also nicht nur für die Figur, sondern machen den Körper rundum alltagsfit.

Richtig starke Strippen

Die richtige Stärke des Gummibandes erkennen Sie an seinem farbigen Aussehen, denn die Farbe steht für die Stärke. Es ist wichtig, vor dem Kauf die entsprechende Widerstandsstärke zu erkunden, um das passende Band zu wählen. Welche Stärke für Sie die richtige ist, müssen Sie selbst entscheiden. Es hängt vom persönlichen Empfinden und Ihrem Trainingszustand ab, wie stark das Band sein sollte. Ich empfehle Ihnen ein Band, dessen Stärke Ihrem Empfinden nach mittelstark ist – aus diesem Grund gibt es als Beilage zu diesem Buch auch ein rotes, also mittelstarkes, original Thera-Band®. Ebenfalls geeignet für viele in diesem Buch gezeigten Übun-

Tipp

Slow Motion

Machen Sie die Bewegungen eher langsamer, dafür sehr bewusst und gleichmäßig. Das Tempo, mit dem die Moves durchgeführt werden, ist entscheidend für die Wirksamkeit der Übungen. Der Körper versteht und lernt besser in Slow Motion. Üben Sie also immer im Schneckentempo, wenn es nicht anders angegeben ist! Um das optimale Tempo zu finden, können Sie beim Üben Musik hören und die Bewegung auf 4 Takte einleiten und auf 4 Takte wieder lösen.

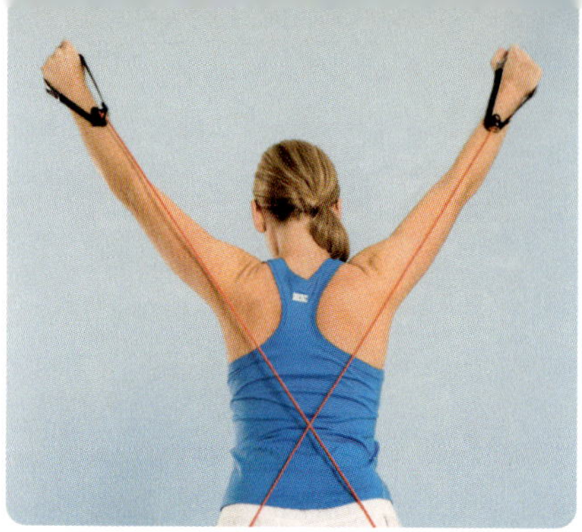

Info

Kraft vom Band

Leichter ist einfacher? Das stimmt, aber beim Training sollten Sie es sich nicht zu leicht machen. Der Hersteller Thera-Band® bietet die bunten Strippen in vielen verschiedenen Farben von kinderleicht-beige bis weltmeisterschwer-gold an. In den meisten Fitness-Studios wird mit drei bis vier Farben hantiert, gezogen und gearbeitet. Gelb wird als leichteste Farbe gehandelt, gefolgt von rot, grün und blau. Achten sie bei der Auswahl des Thera-Bandes darauf, sich nicht zu unterfordern! Immer wieder erlebe ich in meinen Kursen, dass das Training mit dem Band angeblich »viel zu einfach« ist. Kein Wunder, wenn keine Kraft dahinter steckt! Um die richtige Stärke zu finden, gehen Sie wie folgt vor: Wählen Sie eine der Beinübungen aus und probieren Sie verschiedene Stärken: Sie sollten 10 Wiederholungen relativ leicht und 15 weitere gerade noch sauber ausführen können. Machen Sie drei Sätze; schaffen Sie diese relativ locker, ist das Band mit Sicherheit zu leicht! Entweder Sie verkürzen das Band und erhöhen so die Spannung – oder Sie wählen eine intensivere Stärke.

gen sind die Verwandten des Thera-Bandes, die Tubes. Diese bestehen aus einem Gummischlauch, an dem bereits komfortable Griffe befestigt sind. Natürlich können Sie auch damit trainieren. Sie merken gleich zu Beginn einer Übung, ob diese auch mit dem Tube funktioniert oder nicht.

Ich empfehle Ihnen, sich zwei Bänder in verschiedenen Stärken zuzulegen, da nicht jede Muskelpartie gleichartig trainiert werden und das Training nicht immer gleichförmig sein muss. An einem Tag haben Sie womöglich besonders viel Energie und an einem anderen wollen Sie es eher sanft angehen lassen – mit zwei Bändern haben Sie dann die Wahl. Eine gute zweite Wahl ist auf jeden Fall ein Band mit geringer Stärke, denn der Schwierigkeitsgrad lässt sich durch Verkürzen des Bandes leicht steigern. Die Thera-Bänder und Tubes gibt es übrigens ab 12 Euro im Fachhandel oder Internet.

Um optimal zu trainieren, müssen Sie das Thera-Band richtig im Griff haben. Entweder Sie wickeln die Enden des Gummibandes um die Hände oder Sie knüllen den Überschuss, der nach dem Straffen des Bandes übrig bleibt, in den Händen zusammen und halten es so fest. Es gibt vom Hersteller Thera-Band® auch speziell für das Band gefertigte Griffe. Sollten

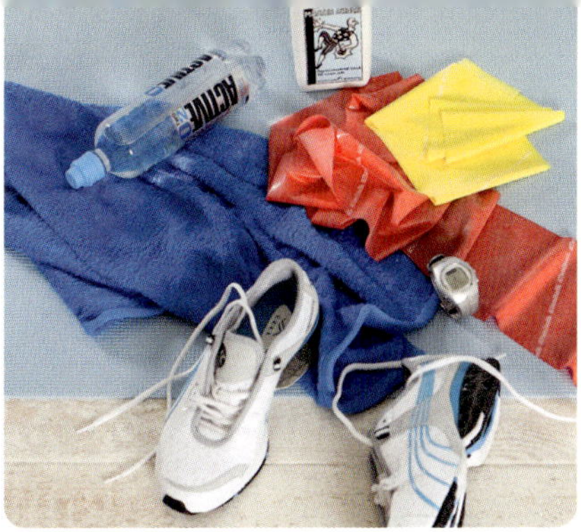

Aerobic-Schuhe sind beim Warm-up unbedingt zu empfehlen.

Sie Probleme mit dem Greifen haben, könnten Sie es damit versuchen.

Die richtige Ausstattung

Damit Sie auf Dauer gesundheitsbewusst und effektiv trainieren können, sollten Sie einiges Grundlegendes beachten. Das passende Band haben Sie schon; pflegen Sie es gelegentlich, damit es länger hält! Waschen Sie es maximal lauwarm ab und stauben Sie es gelegentlich mit Talkum (im Fachhandel erhältlich) ein. Thera-Bänder mit Löchern oder Rissen gehören in die Mülltonne, damit die Strippen Ihnen beim Training nicht um die Ohren schnalzen. Zusätzlich sollten Sie sich eine Yogamatte zulegen. Das Training funktioniert natürlich auch mit einer handelsüblichen Gymnastikmatte, aber ich empfehle Ihnen trotzdem die etwas dünnere Fernost-Variante, da mein komplettes Übungsprogramm auf diese Matten abgestimmt ist. Sie sind ein wenig dünner und rutschfester und wunderbar für sämtliche Moves einsetzbar, wenn es auf den Boden geht. Gymnastikmatten hingegen machen die Übungen schwerer und sind nur bedingt dafür geeignet. Tragen Sie beim Warm-up unbedingt Aerobic-Schuhe, um seitliches Umknicken zu verhindern. Beim Training selbst können Sie Schuhe und Socken ausziehen. Einen Herzfrequenzmesser brauchen Sie für die Übungen nicht. Wollen Sie Fatburning betreiben, würde ich Ihnen allerdings sehr zur Pulskontrolle raten. Bei der Bekleidung sind Sie relativ frei; achten Sie nur darauf, dass die Kleidung Sie nicht in Ihrer Bewegungsfreiheit einschränkt. Frauen sollten unbedingt einen Sport-BH tragen, um Gewebe und Haut zu schützen. Legen Sie sich außerdem ein Handtuch und pro halbe Stunde einen halben Liter Wasser bereit – und schon sind Sie bestens vorbereitet.

Schön, straff, sexy – im Nu!

Studien beweisen es: Schon wenige Minuten tägliches Training verbessern die Durchblutung der Muskulatur, sorgen für eine gute Sauerstoffversorgung – und einen tollen Body! Das Bindegewebe wird mit dem Thera-Band-Training ebenfalls fester und Cellulite dadurch deutlich vermindert. Vor allem in Kombination mit einer ausgewogenen, vollwertigen Ernährung und einem wohldosierten Fatburner-Programm lassen Sie den Fettanteil des Körpers sinken und die kalorienverbrennende Muskelmasse wachsen! Dass die Konturen straffer und die Silhouette schmaler wird, versteht sich fast schon von selbst. Aber damit noch nicht genug: Sie tun Ihrer Gesundheit sehr viel Gutes und stärken den Rücken ebenso wie die

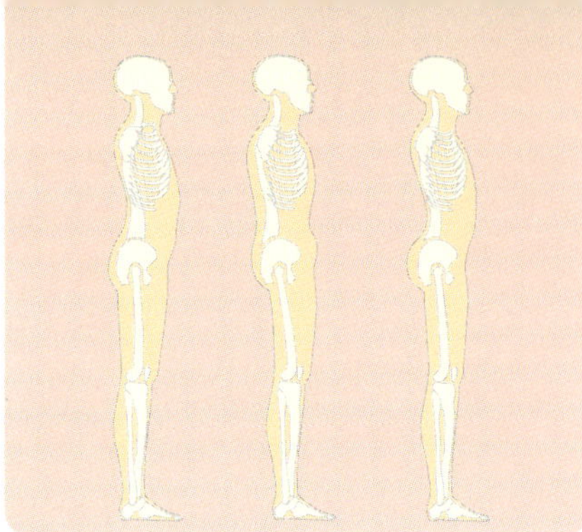

links:
doppelte S-Form der WBS = gute Haltung

Mitte:
vorgekipptes Becken, schlaffer Po

rechts:
Hohlkreuz, vorgewölbter Bauch, verkürzte Rückenmuskeln

Wirbelsäule, wenn Sie den Körper mit dem Thera-Band kräftigen.

Starker Rücken, flacher Bauch

Die besten Freunde der Wirbelsäule sind Bauch- und Rückenmuskeln. Sind Vorder- und Rückseite des Rumpfes stark und beweglich, wird das Rückgrat optimal unterstützt und kann ganze Arbeit leisten. Bauch und Rücken gehören dabei untrennbar zusammen. Schwächelt ein Part, kann auch der andere nicht mehr ganze Arbeit leisten. Sind die Muskeln am Bauch oder Rücken zu schwach oder verkürzt, kann das sowohl gesundheitliche als auch optische Auswirkungen haben.

Info

Muskeln helfen beim Anti-Aging

Kraft ist ein entscheidender Faktor für einen gesunden Bewegungsapparat: Trainierte Muskeln schützen und entlasten die Gelenke, Sehnen und Bänder. Sie beugen damit effektiv dem Knochen- und Muskelabbau vor. Sie sind noch keine 30 und meinen, dass das für Sie noch kein Thema ist? Bereits im Alter von 25 Jahren beginnt der Körper, rund ein Pfund Muskelmasse pro Jahr abzubauen, wenn Sie nicht rechtzeitig gegensteuern.

Hohlkreuz trifft Kugelbauch

Hätten Sie gedacht, dass ein Kugelbauch mit untrainierten oder verkürzten Muskeln im Rückenbereich zu tun haben kann? Aber genau das ist der Fall! Wer die körperliche Mitte zu seinen Problemzonen zählt, sollte außerdem seine Haltung im Spiegel überprüfen. Stehen Sie aufrecht? Die Wirbelsäule macht von Natur aus eine doppelte S-Kurve. Das macht Sinn, denn diese Form wirkt wie ein Stoßdämpfer. Sind die Ein- und Ausbuchtungen allerdings zu stark, kann es zu Beschwerden kommen. Für den Haltungs-Check gilt: Kopf, Schultergelenke, Hüften, Knie und Fußgelenke sollten beim seitlichen Blick in den Spiegel auf einer Linie sein. Das Becken sollte gerade stehen, also weder ins Hohlkreuz (vor allem bei Frauen) noch nach vorne (vor allem bei Männern) kippen. Wenn sich der Bauch zu stark nach vorne wölbt, jeglichem intensiven Bauchtraining widersteht und auch nach jahrelangem Workout weiterhin kugelt, haben Sie mit dem Thera-Band-Programm die ideale Lösung gefunden.

Gute Stütze: Der Beckenboden

Nur was unten fest ist, gibt nach oben Halt, daher spielt auch das Training des Beckenbodens für eine gesunde, attraktive Haltung eine große Rolle. Ist jedoch der

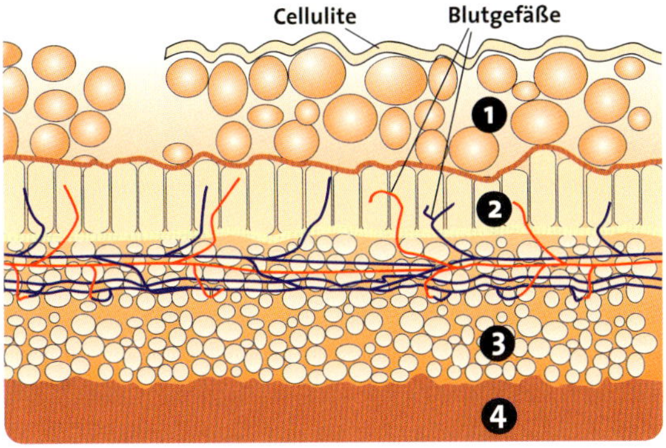

Beckenboden nicht kräftig genug, können auch die unteren Bauchmuskeln und letztlich der Rücken nicht korrekt arbeiten. Doch auch diese Muskulatur lässt sich mit dem Thera-Band-Workout gezielt stärken. Sie haben Spannungskopfschmerzen oder muskuläre Verspannungen im Nacken? Dann sind vor allem die tief liegenden und stützenden Muskeln im Rücken gefragt. Schwache Beckenboden- und Bauchmuskeln können aber auch Beschwerden im Rücken hervorrufen und zu Schmerzen oder Bewegungseinschränkungen führen. Sie sehen: Weder Bauch noch Rücken können isoliert betrachtet werden, denn sie sind beide Teile eines funktionierenden Ganzen. Die vorliegenden Programme enthalten daher immer Übungen für den Bauch und Beckenboden und somit für eine gezielte Stärkung der Mitte!

Bandarbeit gegen Cellulite

Um Dellen an Beinen und Po, eventuell auch Bauch oder Oberarmen zu beseitigen, ist das Thera-Band ein perfektes Hilfsmittel. Dass Cellulite, also die unschönen Dellen an Oberschenkeln und Po, gemeinerweise fast ausschließlich Frauen betrifft, liegt am Aufbau des weiblichen Bindegewebes. Im Gegensatz zum männlichen Bindegewebe ist das weibliche nicht gitterartig, sondern parallel vernetzt. Das lässt die Ausdehnung der Fettdepots bei einer Schwangerschaft zu und erlaubt den Fettzellen, sich hervorzudrücken, wenn sie sich ansammeln. Um den unschönen Dellen entgegenzuwirken und sie effektiv zu bekämpfen, hilft Muskeltraining kombiniert mit einem Fatburner-Training. Die vorgestellten Programme für Bauch, Beine und Po sind bestens dafür geeignet. Der Aufbau von schlankem, straffem Muskelgewebe hilft, den Grundumsatz auch im Ruhezustand zu steigern und so den Kalorienverbrauch anzukurbeln. Schmelzen die Fettdepots, werden auch die Beulen verursachenden Fettzellen entleert, und das Gewebe wird wieder glatter und straffer.

Tipp

Straffer ist besser

Nur nicht nachgeben – so lautet das Motto für das Training mit dem Thera-Band. Das heißt: Achten Sie bereits in der Ausgangsposition einer Übung darauf, das Band straff zu halten. Die Spannung des Bandes sollte bei der Übungsdurchführung zunehmen und nie schlapp durchhängen!

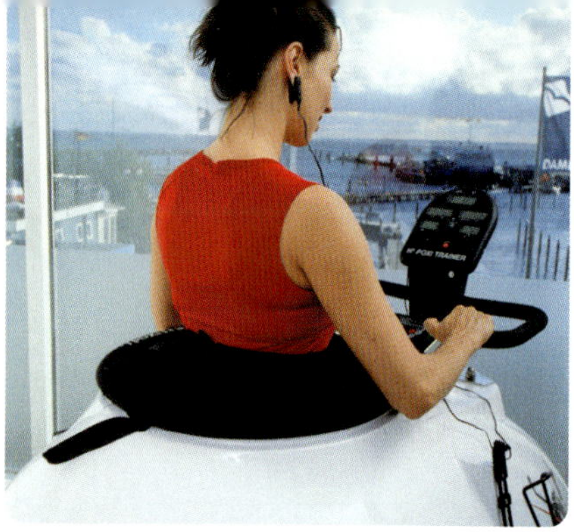

Hypoxi-Training
Radeln mit Unterdruck strafft das Gewebe und verringert so Cellulite.

Schnell in Form

So schnell waren Sie noch nie fit – wetten? Haben Sie nur wenig Zeit, brauchen Sie mit diesem Workout nur 15 Minuten pro Tag trainieren und haben dennoch mindestens einen Tag pro Woche frei! Trotzdem kommen Sie in Form, wenn Sie sich darüber hinaus gesund und vollwertig ernähren. Wenn Sie wenig Zeit haben, sollten Sie die unterschiedlichen Muskelpartien nicht gleichzeitig, sondern an aufeinander folgenden Tagen trainieren. Beispielsweise können Sie an einem Tag das Kurzprogramm für den Bauch und am nächsten Tag das Rückenprogramm absolvieren. Das verhindert, dass sich die Muskeln an den Trainingsreiz gewöhnen. Viele unterschiedliche Übungen für eine oder mehrere Muskelgruppen sorgen außerdem für abwechslungsreiches Training. Es ist dabei wichtig, sich langsam zu steigern und durch wechselnde Übungsprogramme immer wieder neue, intensive Trainingsreize zu setzen – wie bei den Programmen in diesem Buch. Alle Workouts bestehen aus einer Mischung von dynamischen und statischen Elementen; das bedeutet, dass Sie entweder Wiederholungen machen oder eine Position eine Zeit lang halten. Schaffen Sie die angegebenen Werte nicht auf Anhieb, dann steigern Sie sich eben bei jedem Training. Lassen Sie keine Sätze aus, sondern wählen Sie lieber eine geringere Bandstärke oder machen Sie weniger Wiederholungen – ganz nach Ihren persönlichen Voraussetzungen.

Termine für mehr Disziplin

Damit Ihnen das regelmäßige Training leichterfällt, empfehle ich Ihnen, feste Termine zu machen. Termine mit sich

Tipp

Aktiv gegen Cellulite

Um das Anti-Cellulite-Programm mit dem Thera-Band zu unterstützen, gibt es zwei Möglichkeiten. Zum einen ist eine basische Ernährung gut geeignet, um den Dellen entgegenzuwirken. Cellulite wird letztlich durch eine Ansammlung von Stoffwechselschlacken im Körper hervorgerufen. Das unregelmäßige Fettgewebe wird durch eine einseitige Ernährung mit säurebildenden Nahrungsmitteln verursacht und kann durch eine basische Ernährung wieder verbessert werden. Basenpulver kann Abhilfe schaffen. Das Nahrungsergänzungsmittel ist in Apotheken oder im Internet erhältlich.

Außerdem ist Fatburning mit Unterdruck empfehlenswert, da es das Training mit dem Band ideal unterstützt. Die betroffenen Gewebeschichten werden beim Training besser durchblutet und der Abtransport von Schlacken gefördert. Das Training mit Unterdruck heißt Hypoxi-Training und kann in jeder größeren Stadt absolviert werden. Infos zum Training bekommen Sie unter: www.hypoxistudio-starnberg.de

Info

Das Dreisatz-Prinzip

Um aus dem Training mit dem Gummiband das Optimum herauszuholen, ist die Anzahl der Wiederholungen und die Anzahl der Sätze, auch Sets genannt, entscheidend, also wie häufig ein Übungsdurchgang mit allen Wiederholungen absolviert wird. Um eine straffe und schlanke Muskulatur zu entwickeln, bietet sich das Training nach dem Dreisatz-Prinzip an. Bei diesem folgt nach einem kurzen Warm-up das Workout, also die einzelnen Übungen, wobei jeden Tag eine bestimmte Muskelpartie trainiert wird.

Wenn Sie den ersten Satz, also den ersten Durchgang mit allen Wiederholungen einer Übung auf beiden Seiten gemacht haben, folgt der zweite Satz, dann der dritte. Haben Sie eine Seite trainiert, dann machen Sie 30 bis 60 Sekunden Pause, bevor Sie zur anderen Seite wechseln. Nach dem letzten Satz folgt wieder eine kurze Pause, dann die nächste Übung. Sie sollten unbedingt alle drei Sätze durchführen können. Wird es im letzten Satz zu anstrengend, dann wählen Sie eine geringere Bandstärke. Nach dem dritten Satz sollte sich die trainierte Muskulatur ermüdet anfühlen, aber nicht vollkommen ausgepowert. Wie viele Wiederholungen Sie bei jedem Satz machen sollen oder wie lange Sie eine statische Position halten müssen, ist bei den einzelnen Übungen angegeben.

selbst – für Ihren Körper, Ihre Gesundheit, Ihr Wohlbefinden. Selbst wenn Sie nur 15 Minuten täglich trainieren – Sie werden begeistert sein, wie sehr sich die Investition in sich selbst lohnt! Denn wer fit und in Form ist, kann auch im Alltag mehr leisten, ist belastbarer und entspannter. Testen Sie es selbst!

Bodycheck: Wo stehen Sie?

Ein Blick in den Spiegel verrät Ihnen eine Menge über Ihre genetische Veranlagung und den Ist-Zustand Ihrer Muskulatur. Wo sind Ihre Kurven, wo die Problemzonen stärker ausgeprägt? Welche Körperpartien könnten etwas mehr Volumen vertragen, welche weniger? Ist der Rücken gerade, die Haltung aufrecht? Die Wissenschaft unterscheidet drei verschiedene anatomische Körperformen: Den ektomorphen, mesomorphen oder endomorphen Körpertyp. Diese Einteilung in Konstitutionstypen vornehmlich in der Sportmedizin dient dazu, ein dem Körpertyp angepasstes Trainingsprogramm zu erstellen. Betrachten Sie daher das Schaubild und versuchen Sie, sich einem der drei Typen zuzuordnen; das wird Sie bei der Auswahl des Trainingsprogrammes unterstützen und Ihnen die Suche nach den passenden Übungen erleichtern. Natürlich kann es sein, dass Sie sich in zwei Typen wiederfinden; ein Typ überwiegt jedoch meistens und kann somit die Grundlage für Ihr persönliches Programm sein.

Kennen Sie Ihren Typ?

Je nach Aussehen lassen sich Menschen in drei Körperbautypen mit unterschiedlichem Erscheinungsbild unterteilen. Wie sehen Sie sich?

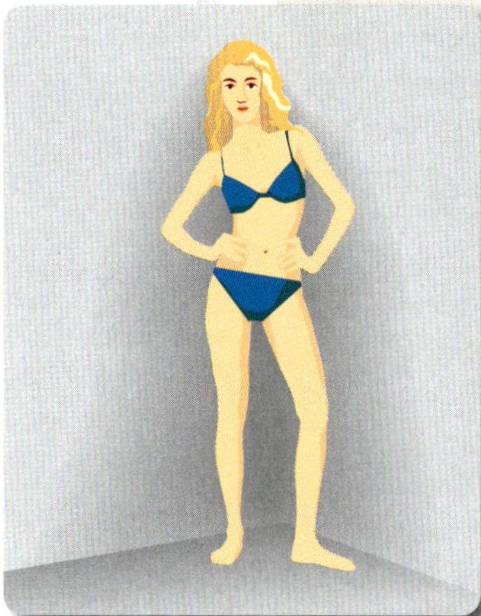

Ektomorpher, schlanker Typ

Sie sind verhältnismäßig groß und zierlich gebaut. Oft sind die Knochen im Bereich des Schlüsselbeins und der Gelenke deutlich sichtbar. Die Finger sind meist zart und feingliedrig. Ektomorphe Typen nehmen schwer an Gewicht zu, Frauen neigen zu einem eher kleinen Busen. Ein weiteres Merkmal ist der ausgeprägt schnelle Stoffwechsel. Oft haben ektomorphe Typen Schwierigkeiten, Muskeln zu bilden und diese knackig und voll zu formen. Dadurch besteht häufig eine Neigung zu Rückenbeschwerden und Haltungsschäden. Allerdings wird die Muskulatur auch nicht von Fettdepots überdeckt, da der Körperfettanteil eher niedrig ist.

Für diesen Typ sind Ganzkörper-Programme sehr gut geeignet, um Muskeln aufzubauen und zu erhalten. Auch Beine und Po können Training vertragen. Ausdauersport sollten ektomorph gebaute Menschen jedoch nur in Maßen betreiben.

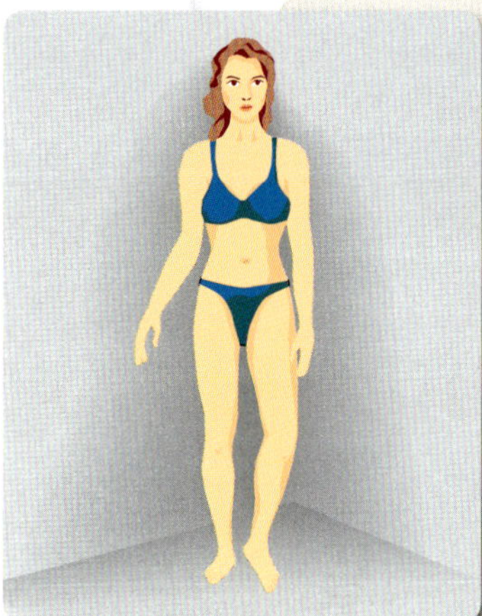

Mesomorpher, kräftiger Typ

Menschen mit diesem Körpertyp sind eher kompakt gebaut, kräftig und muskulös. Ein starker Brustkorb, breite Schultern und eher schmale Hüften sind ebenfalls hervorstechende Merkmale. Mesomorph gebaute Menschen bevorzugen häufig Sportarten mit Kraftkomponenten und bewegen sich gerne. Sie neigen aber auch zu übermäßigem Essen. Ausgeprägte Rundungen können bei zu intensivem Training eher noch verstärkt werden.

Für athletische Menschen ist ein abwechslungsreiches Training mit ausgeprägter Stretching-Komponente sehr wichtig. Programme für die Körpermitte und Ganzkörperprogramme sind ideal, Ausdauersport ist ebenfalls eine gute Komponente im Trainingsplan.

Endomorpher, pummeliger Typ

Das Erscheinungsbild dieses Typs ist meist rundlich und weich, der Körperfettanteil ist oft erhöht. Die Gliedmaßen wirken eher kurz, bei Frauen treten die typischen Problemzonen Bauch, Beine und Po auf. Das Verdauungssystem ist eher träge. Dieser Körpertyp nimmt leicht an Gewicht zu und neigt zur Fettleibigkeit. Die Trainingsprogramme für den ganzen Körper und viel Ausdauersport helfen beim Fettabbau. Trainingsprogramme für den Oberkörper dienen dazu, die Proportionen zu harmonisieren und das Erscheinungsbild insgesamt stimmiger zu machen. Die Ernährung spielt bei diesem Körpertyp eine sehr große Rolle; nur wenn sich endomorphe Typen diszipliniert ausgewogen ernähren, kann auch das Sportprogramm die gewünschten Ergebnisse bringen.

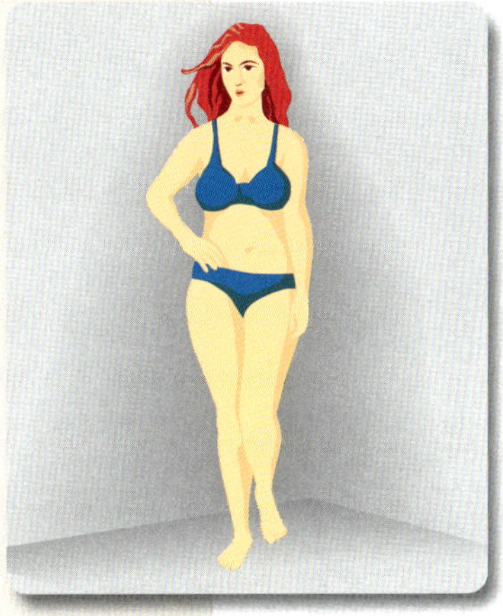

Die ideale Trainingsplanung

Sie möchten endlich loslegen? Da Sie das Buch bis hierher gelesen haben, wissen Sie schon eine Menge und können nach einigen kurzen Überlegungen mit dem Üben beginnen. Damit das Training effektiv ist und Ergebnisse liefert, sollten Sie sich zunächst überlegen, wie viel Zeit Sie in das Programm investieren möchten. Sie sollten auf jeden Fall einmal pro Woche das 60-minütige Übungsprogramm für den gesamten Körper absolvieren und zusätzlich noch eine 15- oder 30-Minuten-Einheit für den ganzen Körper. Die restlichen Einheiten gestalten Sie selbst. Definieren Sie Ihr persönliches Ziel! Eine flache Mitte, straffe Beine – welche Übungen möchten Sie machen?

Die Zeit macht's

Üben Sie nach Möglichkeit jede Woche insgesamt 3 bis 4 Stunden. Ob Sie dabei wenige längere Einheiten oder mehrere kürzere machen, ist im Grunde egal. Versuchen Sie, das Training möglichst abwechslungsreich zu gestalten und probieren sie immer wieder unterschiedliche Übungen aus. Nach etwa drei Wochen sollten Sie testen, ob Sie sich schon steigern können – entweder durch Straffen des Bandes oder indem Sie ein stärkeres Band nehmen.

Info

Wenn die Muskeln katern ...

Durch feinste Risse in den Muskelfasern und ein Zuviel an Milchsäure im Muskel kann sich Muskelkater bilden. Ist er sehr stark, war das Training viel zu intensiv. Ein leichter Muskelkater ist in Ordnung.

Hören Sie auf Ihren Körper und pausieren Sie bei den betroffenen Muskeln ein paar Tage mit dem Training! Gegen Muskelkater helfen auch heiße Bäder, Massagen oder Saunagänge. Ebenfalls hilfreich ist leichter Ausdauersport wie beispielsweise lockeres Radfahren oder Laufen.

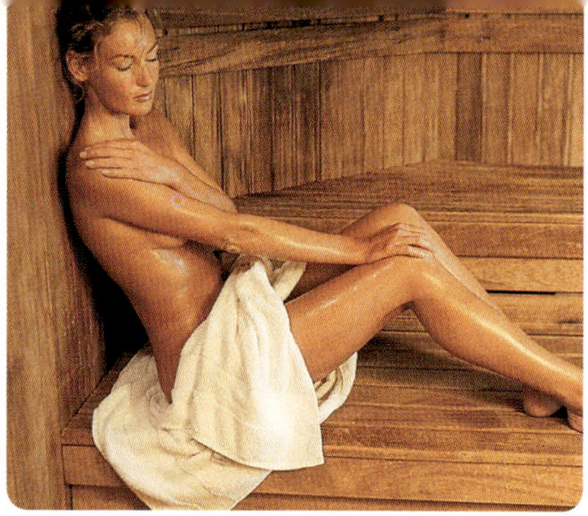

Ein Saunabesuch ist nicht nur für die Muskeln angenehm.

Viel hilft viel?

Jetzt kommt eine ausgesprochen gute Nachricht: Sie sollten sich unbedingt an die vorgegebenen Trainingszeiten halten und auch Pausen einlegen. Wer mehr trainiert als angegeben, lässt seinen Muskeln zwischen den einzelnen Workouts nicht ausreichend Zeit, um sich zu erholen und wieder erneut mit voller Power arbeiten zu können. Vor allem, wenn Sie abnehmen und zusätzliche Fatburner-Einheiten absolvieren möchten, sollten Sie einen Tag pro Woche keinen Sport treiben! Machen Sie das über längere Zeit nicht, fühlen Sie sich wahrscheinlich erschöpft und ausgelaugt, und das Immunsystem beginnt zu schwächeln. Zudem stagniert die Leistungsfähigkeit. Im schlimmsten Fall können Leistung und Muskulatur sogar abnehmen, vor allem Infekte können dann einem bereits angeschlagenen Immunsystem leichter zusetzen. Ausreichende Erholungsphasen sind daher für den Körper sehr wichtig und dennoch kein Grund, untätig auf dem Sofa zu sitzen. Muskelpflege wie heiß-kalte Güsse, Saunabesuche, Massagen oder leichte Bewegung wie Spaziergänge helfen dem Körper ebenfalls, die in Mitleidenschaft gezogenen Muskeln schneller zu regenerieren.

Info

So berechnen Sie Ihren Body-Mass-Index (BMI)

Eine sehr vage Einschätzung, ob Ihr Körpergewicht im normalen Bereich liegt, können Sie mit der Berechnung des BMI erhalten. BMI = Körpergewicht in kg: (Körpergröße in m) zum Quadrat

Werte zwischen 22 und 25 weisen auf Normalgewicht hin, zwischen 25 und 30 bedeutet leichtes, ein Wert über 30 starkes Übergewicht. Werte unter 18 bedeuten starkes, zwischen 18 und 19 leichtes Untergewicht. Werte zwischen 19 und 21 bedeuten Idealgewicht.

Fatburning und Muskelaufbau

Tausche Fett gegen Muskeln – klingt verlockend! Doch leider ist das Ganze nicht mehr als ein modernes Märchen, denn Sie können Fett nicht einfach so in Muskeln »umwandeln«. Was Sie jedoch tun können, ist Fett ab- und Muskeln aufbauen. Und das ist keine never ending story, denn es dauert keineswegs unendlich lange, bis Sie Ergebnisse sehen – ganz im Gegenteil! Eine Maßnahme unterstützt die andere – und in Kombination mit einer gesunden, vollwertigen Ernährung sind Sie rasch auf Figurkurs!

Der Fettabbau ist anders als häufig angenommen nicht gezielt möglich. Als Grundregel gilt: Die Stellen, an denen Sie zuletzt zugenommen haben, werden Sie auch zu-

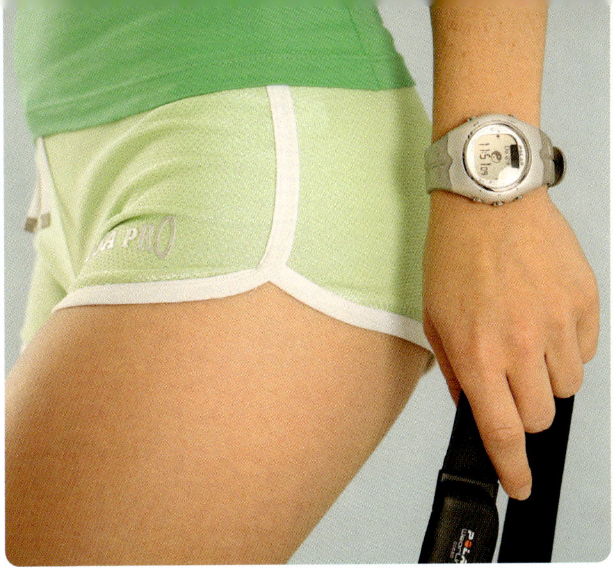

Regelmäßiges Training führt zu knackigen Formen.

erst wieder vom Speck befreien, wenn Sie abnehmen. Kein Grund, dieses Buch frustriert zuzuschlagen, denn ich habe eine äußerst positive Nachricht für Sie: Mit den Thera-Band-Workouts können Sie ganz gezielt Muskeln aufbauen. Das kann nicht nur die Proportionen Ihres Körpers verändern, sondern auch den Grundumsatz, und damit lassen Sie den Kalorienverbrauch des Körpers in absoluter Ruhe ein gutes Stück ansteigen.

Kalorienkiller Cardiotraining

Wenn Sie abnehmen wollen, empfehle ich Ihnen, zusätzlich zum Training mit dem Thera-Band ein ausgefeiltes Ausdauertraining zu absolvieren. Dieses sollten Sie etwa drei bis viermal wöchentlich einplanen. Liegt Ihr Body-Mass-Index (im Folgenden als BMI bezeichnet) über 30, sollten Sie mit Walking, Schwimmen, Rudern oder Langlaufen beginnen.

Machen Sie diese Sportarten drei bis viermal wöchentlich 60 Minuten mit Pulswerten, bei denen Sie sich locker unterhalten können.

Liegt Ihr BMI zwischen 25 und 30, empfehle ich Ihnen ein anderes Training. Absolvieren Sie zwei Stunden wöchentlich ein Ausdauerprogramm im lockeren Bereich, zusätzlich sollten Sie dreimal 45 oder viermal 30 Minuten Trainingseinheiten absolvieren, bei denen sich der Herzschlag immer wieder etwas erhöht. Das sollte jedoch nicht dauerhaft der Fall sein, sondern spielen Sie damit, dass Puls bzw. Herzschlag und Atmung sich verändern. Machen Sie ein Erlebnis daraus!

Liegt Ihr BMI unter 25, sollten Sie ein Intervall-Programm von vier Trainingseinheiten von maximal 15 bis 20 Minuten machen. Nach einer kurzen Aufwärm-Phase powern Sie 20 bis 30 Sekunden intensiv, um dann wieder langsamer zu werden, bis der Herzschlag in den unteren Bereich sinkt. Schließen Sie dann das nächste Intervall an. Je Trainingseinheit sollten Sie zwischen 4 und 8 Intervalle einplanen. Trainieren Sie dennoch zwei bis drei Stunden in der Woche im entspannten Bereich.

Wollen Sie intensives Fatburning betreiben, empfehle ich Ihnen die Anschaffung eines Herzfrequenz-Messgerätes. Damit können Sie nicht nur Ihre Pulswerte im Auge behalten, sondern wissen auch genau, wie lange und wie intensiv Sie trainieren.

Special

Bewahren Sie Haltung

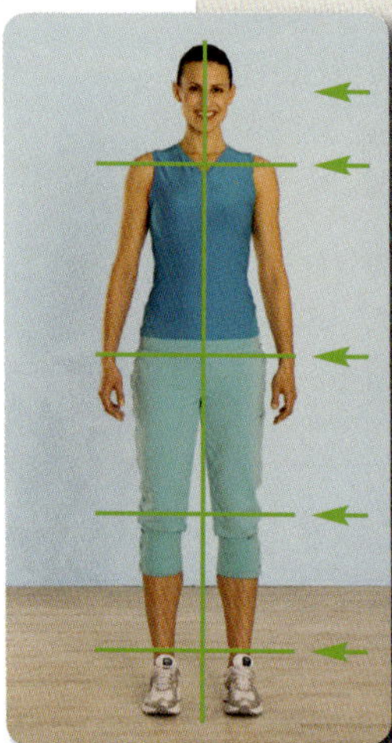

Bewahren Sie Haltung! Machen Sie hierfür einen Test:
Stellen Sie sich frontal vor den Spiegel und nehmen Sie eine gerade Haltung ein. Checken Sie folgende Punkte und korrigieren Sie sich gegebenenfalls:

* Stellen Sie sich eine Linie vom Kopf bis zwischen die Füße vor. Weicht Ihr Körper seitlich aus?
* Befinden sich Knie, Hüften und Schultern auf beiden Seiten auf gleicher Höhe?
* Zeigen die Knie nach vorne, kippen sie seitlich nach innen oder außen?

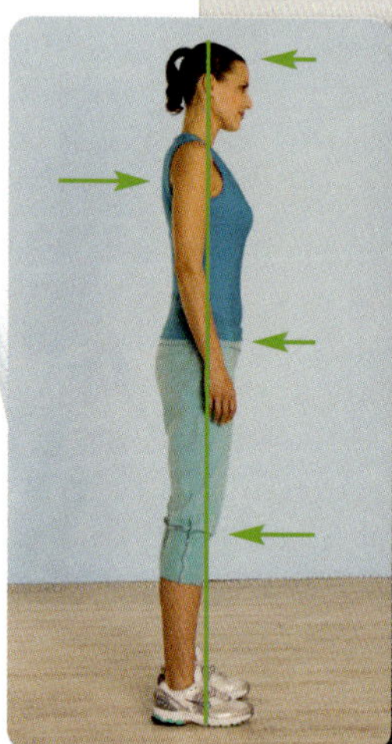

Stellen Sie sich nun seitlich zum Spiegel und betrachten Sie den Verlauf der Wirbelsäule:

* Befinden sich Fuß-, Knie-, Hüft- und Schultergelenke und der Kopf auf einer gedachten Linie?
* Kippt das Becken nach vorne oder hinten?
* Ist der obere Rücken gerundet?
* Schieben Sie den Kopf nach vorne?
* Sind die Schultern nach vorne geschoben?

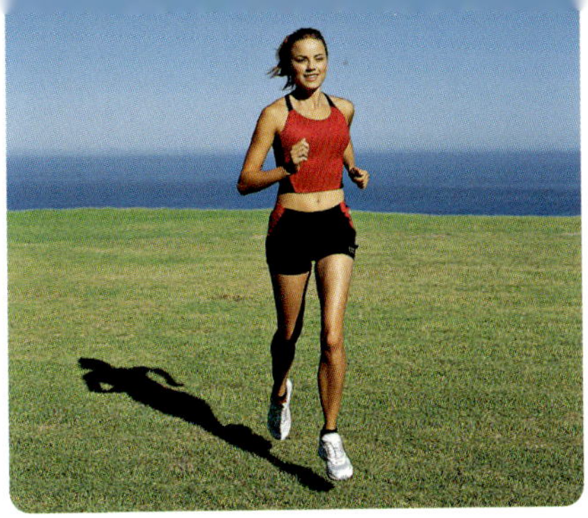

Laufen ist ein ideales Aufwärmtraining.

Wählen Sie Ihre optimale Fatburner-Sportart aus!

Für effektive Fettverbrennung empfehle ich Ihnen Sportarten, bei denen möglichst viel Körpermuskulatur bewegt werden muss; beispielsweise beim Radfahren werden nur 2/6 der Muskulatur beansprucht, beim Laufen dagegen sind es 5/6. Gute Fatburner-Sportarten sind neben dem Laufen auch Rudern, Laufen auf dem Ellipsentrainer und Spinning für die Intervall-Cardioeinheiten. Ebenfalls empfehlenswert: Langlaufen, Skitouren gehen, Berglaufen, Inlineskaten. Achtung: Bei allen Sportarten, die bergauf betrieben werden, sollten Sie den Puls im Auge behalten. Außerdem werden hierbei Beine und Po verstärkt trainiert und gezielt an diesen Stellen Muskulatur aufgebaut. Auch bei Nordic Walking empfehle ich Ihnen eine Pulskontrolle; achten Sie dabei unbedingt auf eine aktive, saubere Stocktechnik!

Warm-up: Bringen Sie den Körper auf Betriebstemperatur!

Vor dem Üben ist es wichtig, Muskeln, Sehnen, Bänder und Gelenke auf die kommende Belastung vorzubereiten und den gesamten Bewegungsapparat zu lockern. Wie das geht? Ganz einfach: Legen Sie doch eine CD auf, die Sie pusht, und machen fünf bis zehn Minuten lang Aerobic-Bewegungen, Marschieren oder Joggen auf der Stelle, Seilspringen oder Sie Laufen eine Runde um den Block. Sie sind ausreichend aufgewärmt, wenn Sie leicht zu schwitzen beginnen.

Vorher dehnen?

Das so genannte Prestretching, also das Dehnen vor dem Training, ist nach gültiger Lehrmeinung nicht dazu geeignet, Verletzungen vorzubeugen. Trotzdem gibt es immer wieder Studien, die das Gegenteil belegen. Wären Sie ein Bodybuilder, würde ich Ihnen davon abraten, um den Muskeltonus nicht zu verringern. Beim Thera-Band-Training hingegen können Sie die Muskeln auch leicht andehnen, ohne den Trainingserfolg zu schmälern. Wenn Sie sich also gut damit fühlen, machen Sie es ruhig. Wählen Sie zwei bis drei Übungen aus dem Dehnprogramm aus und machen Sie etwa 20 Sekunden je Move leicht federnde, kontrollierte Bewegungen in die Position hinein. Das erhöht den Bewegungsumfang und die Beweglichkeit, außerdem fördert es den Ausgleich muskulärer Dysbalancen. Jetzt können Sie Ihr Übungsprogramm starten.

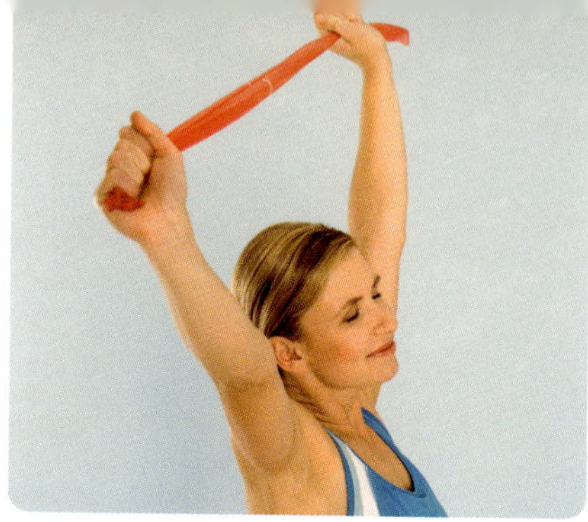

Stretching ist der wichtigste Part beim Cool Down.

Cool-down: Fahren Sie das System langsam herunter!

Genauso wichtig wie das Training selbst ist das Abwärmen, das Cool Down. Dabei bringen Sie den Körper vom Aktions- in den Ruhemodus zurück und leiten die Erholungsphase ein.

Sie gestalten das Training bis hin zum Cool Down bereits optimal, indem Sie die Übungen in der angegebenen Reihenfolge absolvieren. So gewährleisten Sie zum einen, dass Sie die Trainingsgrundsätze beachten, wie von den großen zu den kleinen Muskelgruppen hin trainieren. Zum anderen finden die stehenden Übungen, bei denen der Herzschlag höher gepusht wird, zu Beginn einer Trainingseinheit statt, gefolgt von Übungen am Boden, die den Herzschlag wieder sinken lassen. Das beinhaltet zum Teil bereits das Abwärmen. Der wichtigste Part des Cool Downs beim Thera-Band-Training ist jedoch das Stretching. Dehnübungen gewährleisten zum einen, dass die Muskulatur straff, aber nicht zu aufgeplustert wirkt. Zum anderen ist es Körperpflege pur: Sehnen und Bänder bekommen Raum, der Muskel wird wieder weich und geschmeidig, der Bewegungsumfang vergrößert sich zunehmend. Eine schnellere Regeneration des Bewegungsapparates, aber auch die Korrektur von Fehlhaltungen sind die positiven Folgen. Sie werden schon bald aufrechter gehen, mehr Ausstrahlung bekommen und weniger Rückenschmerzen haben!

Tipp

Eiweiß hilft bei der Erholung

Auch eine muskelgerechte Ernährung fördert die Regeneration. Nehmen Sie direkt nach dem Training einen Eiweißshake zu sich, stellen Sie dem Körper damit dringend benötigte Bausteine für die Muskelpflege zur Verfügung. Empfehlenswert ist Almased, da es keinen überflüssigen Zucker enthält.

Nach dem Training ist vor dem Training

Das Training ist vorbei – doch für Ihren Körper beginnt jetzt erst die Arbeit. Der Körper beginnt nun, Reparaturarbeiten in Muskeln und Gewebe auszuführen und die Muskulatur aufzubauen. Sie können ihn dabei unterstützen, indem Sie Muskelpflege von außen betreiben: Massagen, Saunagänge oder Wechselduschen helfen dabei.

Basics Ernährung
Von morgens bis abends fit

Wenn Sie sich körpergerecht ernähren wollen, vergessen Sie Diäten! Setzen Sie statt kurzfristigen Schnelllösungen auf eine praktische, dauerhaft gesunde Ernährung. Wie das geht, lesen Sie hier.

Den Körper formen, schlanke Muskeln aufbauen, Proportionen verändern, straffes Gewebe bekommen – mit der richtigen Unterstützung von innen, also einer muskelgerechten Ernährung, können Sie das Training maximal ausnutzen und die Ergebnisse verstärken. Dazu müssen Sie keine komplizierte Diät machen oder das Essen gar grammweise abwiegen. Einige Grundkenntnisse und ein paar handfeste Regeln genügen, um die Ernährung fitnessorientiert und körperbewusst auszurichten. Eine Sache möchte ich Ihnen dabei sehr ans Herz legen: Machen Sie sich bewusst, was Sie zu sich nehmen! Wer sich zum Essen Zeit nimmt und nicht wahllos zugreift, kann eine Menge leere, für den Körper nutzlose Kalorien einsparen. Vollwertige Lebensmittel und möglichst naturbelassene Produkte sollten die Basis Ihrer Ernährung sein.

Kilokalorien – das Maß aller Nahrung

Um herauszufinden, wie viel Sie täglich essen sollten, müssen Sie zunächst Ihren Ist-Zustand feststellen. Dabei helfen Ihnen BMI und Kalorienbedarf. Ihren BMI können Sie mit der Formel auf Seite 16 berechnen. Liegt er über 25, sollten Sie vor einer Ernährungsumstellung auf jeden Fall einen Arzt konsultieren. Berechnen Sie dann Ihren Kalorienbedarf. Er errechnet sich aus dem Grundumsatz, zu dem der Arbeitsumsatz hinzuaddiert wird. Der Grundumsatz ist der Kalorienbedarf, den Ihr Körper im Ruhezustand hat, beispielsweise im Bett liegend.

So berechnen Sie den Grundumsatz
Grundumsatz für Frauen
Grundumsatz = 0,9 kcal je 1 kg Körpergewicht und Stunde

Der Arbeitsumsatz errechnet sich aus Ihrer täglichen Aktivität, die stark mit Ihrem Job zusammenhängt.

So berechnen Sie den Arbeitsumsatz
Überwiegend sitzende Tätigkeit (bspw. klassischer Bürojob):
Grundumsatz plus 10 Prozent

Leichte körperliche Tätigkeit (bspw. Verkäuferin):
Grundumsatz plus 1/3 des Grundumsatzes

Mittelschwere körperliche Tätigkeit (bspw. Dekorateurin):
Grundumsatz plus 2/3 des Grundumsatzes

Schwere körperliche Tätigkeit (bspw. Landschaftsgärtnerin, Handwerkerin):
Grundumsatz plus Grundumsatz

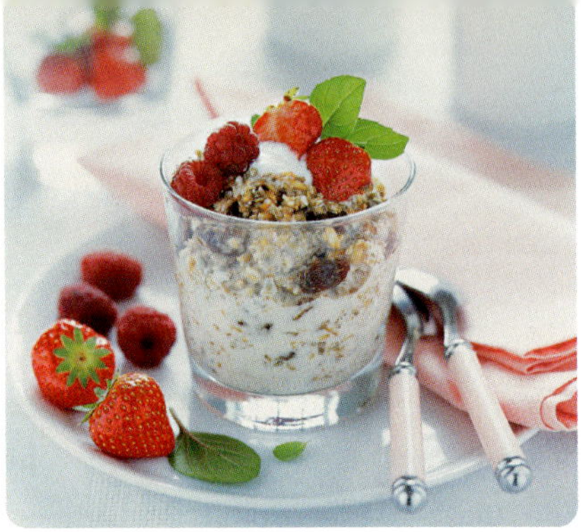

Beginnen Sie den Tag mit einem leckeren, vollwertigen Frühstück.

Die Energie, die Sie für Sport benötigen, wird zum Kalorienbedarf noch hinzugerechnet. Beim Thera-Band-Training wären das je nach Körpergröße und Intensität des Workouts 250 bis 350 Kilokalorien zusätzlich pro Stunde. Die Summe aus Grund-, Arbeits- und Sportumsatz ergibt die benötigte Kalorienmenge. Damit Sie Muskeln aufbauen und Ihrem Körperziel näher kommen, ist es wichtig, die benötigte Kalorienmenge bewusst und nicht willkürlich aufzunehmen. Hier ein Beispiel: Sie benötigen 2 000 Kalorien am Tag. Diese könnten Sie mit 4 bis 5 großen Fastfood-Burgern zu sich nehmen. Dann besteht Ihre Nahrung zu 40 Prozent aus Fett, zu 20 Prozent aus Eiweiß und zu 40 Prozent aus kurzkettigen Kohlenhydraten. Das Problem ist hierbei im Grunde nicht das Fett, sondern die kurzkettigen Kohlenhydrate. Diese machen Sie nur für kurze Zeit satt, was dazu führt, dass Sie schneller wieder Hunger bekommen werden. Das sehr fette Fleisch und die geringwertigen Proteine helfen Ihnen jedoch nicht ausreichend dabei, die Muskulatur zu pflegen. Stattdessen steigern Sie mit dieser Nahrung letztlich die Blutfettwerte. Die Liste der negativen Punkte ließe sich beliebig fortsetzen, wobei dies zum Teil auch Ansichtssache ist. Ich rate Ihnen jedoch von solch einer Ernährung ab. Achten Sie eher darauf, Ihr Essen in möglichst unverarbeitetem Zustand zu sich zu nehmen. Optimal wäre, wenn Sie erkennen können, was auf Ihrem Teller liegt und was darum herum verarbeitet wurde.

Tipp

Sorgen Sie vor!

Machen Sie es sich leichter, indem Sie Ihre Vorräte fitnessorientiert halten! Wenn nur gute, vollwertige Lebensmittel im Haus sind, können Sie keine Fehler in der Ernährung machen.

Essen mit System

Beginnen Sie den Tag immer mit einem vollwertigen, zuckerarmen Frühstück! Gut geeignet sind Getreideflocken mit frischem Obst und fettarmem Joghurt oder Vollkornbrot mit fettarmem Käse oder magerem Schinken. Je früher Sie essen, desto besser, denn nachts sinkt der Blutzuckerspiegel ab und der Stoffwechsel fährt auf Mindestniveau herunter. Morgens ist der Zeitpunkt, um das System wieder auf volle Kraft zu bringen. Auch wenn Sie morgens Ihr Workout absolvieren, sollten Sie davor eine Kleinigkeit essen. Ein kleines Stück Obst oder einige Schlucke eines Shakes sind besser als

Tipp

Checken Sie die Zutaten!
In Dressings und Soßen verstecken sich überflüssige Kalorien und Zutaten, von denen Ihr Körper nichts hat. Das können Sie vermeiden, indem Sie das Dressing in einem Extragefäß bestellen. Verwenden Sie Dressing außerdem sehr sparsam und meiden Sie Soßen.

nichts. Halten Sie die Energiezufuhr und die Muskelversorgung stets auf Trab! Alle drei Stunden sollten Sie von allen drei Energiequellen essen, also Proteine, Kohlenhydrate und Fett zu sich nehmen. Möglichst naturbelassen sollten die Nahrungsmittel, unterschiedlich groß können die Portionen sein. Insgesamt sollte die Kalorienzufuhr Ihren Tagesbedarf nicht übersteigen! Beim Essen auswärts ist ein Salat mit Putenstreifen, ein gegrillter Fisch oder gegrilltes Geflügel mit Gemüsebeilagen immer die richtige Wahl.
Vor und nach dem Thera-Band-Workout sollten Sie auf eine gute Versorgung mit Nährstoffen achten. Ein paar Kohlenhydrate vor und Proteine nach dem Üben sind ideal. Zum einen stellen Sie so sicher, dass die Energiereserven zum Trainingsbeginn gut gefüllt sind und Ihnen nicht die Power ausgeht. Zum anderen stellen Sie dem Körper im Anschluss die nötigen Zutaten zu Muskelaufbau und -reparatur zur Verfügung. Sie beschleunigen so die Regeneration. Schenken Sie auch dem Abendessen große Aufmerksamkeit: Es ist eine wichtige Mahlzeit vor der nahrungslosen Nacht. Lassen Sie es daher nicht aus! Achten Sie jedoch darauf: Mehrere Mahlzeiten hören sich zwar nach ständigem Knabbern an – aber genau das sollten Sie nicht tun. Das führt nur dazu, dass Sie über den Tag den Überblick verlieren, wie viele Kalorien Sie zu sich genommen haben – und Studien zufolge verschätzt man sich hier leicht. Außerdem macht ständiges Geknabbere nicht richtig satt. Legen Sie also einen Zeitpunkt zum Essen und die richtige Menge an Nahrung fest. Portionieren Sie die Mahlzeiten und legen Sie vor dem Essen fest, wie viel Sie essen möchten. Beispielsweise bei Nüssen, Reis, Nudeln usw. ist die Menge »eine Handvoll« immer ein gutes, leicht anzuwendendes Maß für eine Portion.

Proteine für schlanke, straffe Muskeln

Die Grundaufgabe der Proteine ist der Aufbau und die Instandhaltung des Körpers. Als Energielieferant können Sie die Proteine fast vernachlässigen, denn die

Tipp

Portionieren Sie gesunde Snacks!
Deponieren Sie Fit-Food in Portionsgrößen an Ihrem Arbeitsplatz, im Handschuhfach des Autos und überall dort, wo Sie oft vorbeikommen und Hunger bekommen könnten. Damit reduzieren Sie die Versuchung, ungesunde Snacks zu verzehren.

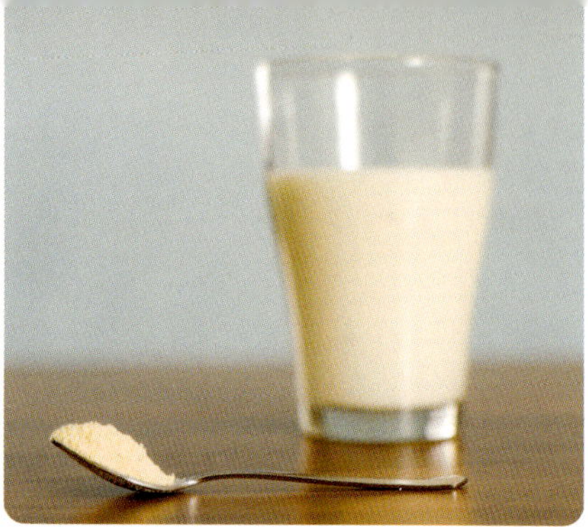

Eiweißpräparate schützen und reparieren den Körper.

Ausbeute an Kilokalorien (kcal) ist im Vergleich zu den anderen beiden Quellen eher gering (4 kcal pro Gramm) und darüber hinaus für den Körper schwer zu gewinnen. Nur falls die beiden anderen Energiequellen nicht mehr ausreichen, können 5 bis 15 Prozent der Energie aus den Proteinen gewonnen werden, indem diese in Kohlenhydrate umgewandelt werden. Allerdings holt sich der Körper das Eiweiß vorwiegend aus Leber und Muskeln, was die Leistungsfähigkeit mindert und das Immunsystem schwächt. Außerdem brauchen Sie Proteine während der Belastung für andere Aufgaben: Zum einen werden sie in den Muskeln verheizt, zum anderen bei der Bewegung durch die Muskelarbeit aufgearbeitet. Und trotzdem sollten Sie dem Eiweiß bei der Ernährung besondere Aufmerksamkeit widmen, denn es schützt und repariert den Körper. Achten Sie unbedingt darauf, ausreichend Proteine zu sich zu nehmen – vor allem nach dem Thera-Band-Training braucht der Körper die darin enthaltenen Aminosäuren, um schnell wieder einsatzbereit zu sein und gesund zu bleiben. Ganz konkret bedeutet das: 10 bis 15 Prozent der Gesamtkalorienmenge sollten Sie aus Proteinen decken. Zusätzlich sollten Sie etwa 1 Gramm Eiweiß je Kilogramm Körpergewicht zu sich nehmen. Eine 60 Kilo schwere Frau benötigt also 60 Gramm Eiweiß am Tag.

Mein Tipp: Kaufen Sie sich ein Eiweißpräparat aus der Apotheke, beispielsweise Almased-Pulver.

Übrigens: In 0,3 Liter fettarmer Milch stecken 10 Gramm Eiweiß.

Mageres Fleisch und Fisch sind prima Eiweiß-Lieferanten. Ebenfalls gut: Geflügel und Soja-Produkte, aber auch magere Milchprodukte und Hülsenfrüchte.

Tipp

Shakes sparen Zeit

Wenn Sie es eilig haben, ist ein Shake die ideale Zwischenmahlzeit. Vor allem nach dem Thera-Band-Training tut er den Muskeln gut und hilft dem Körper, sich rasch zu erholen. Halten Sie das Pulver in einer Trinkflasche bereit und geben Sie fettarme Milch einfach dazu, wenn Sie Appetit bekommen.

Fett macht nicht fett, sondern satt

Die inneren Organe sind in eine Fettschicht eingebettet; aber auch unter der Haut befindet sich Fett, das den Körper isolieren und vor Verletzungen schützen

Tipp

Gießen Sie Öl ins Feuer!

Um den Stoffwechsel optimal zu unterstützen, sollten Sie bei allen drei Mahlzeiten Proteine, Kohlenhydrate und gesundes Fett zu sich nehmen. Viele Snacks lassen sich mit einem Löffel Oliven- oder Leinöl aufpeppen; auch den Shakes kann das Öl problemlos beigemischt werden. Gewöhnen Sie sich an, eine Handvoll Nüsse am Tag zu essen! Hier stecken wertvolle Fette drin, die schmecken und Ihrem Körper gut tun.

soll. Nehmen Sie mit der Nahrung zu viel Energie auf, lagert der Körper dieses als Körperfett in den bekannten Depots wie Hüfte, Bauch und Schenkeln ein. Um diese Fettdepots zu knacken, müssen Sie hart arbeiten; um zu vermeiden, dass der Körper neue Fettreserven schafft, hilft eine bewusste Ernährung. Fett im Essen muss sein, allerdings in Maßen – und außerdem sollten Sie das richtige Fett zu sich nehmen. Ein großer Vorteil: Etwas Fett in jeder Mahlzeit verlängert das Sättigungsgefühl. Vor allem die ungesättigten, so genannten essenzielle Fettsäuren benötigt der Körper, denn aus diesen baut der Körper die so genannten Lipide auf. Essenziellen Fettsäuren stecken beispielsweise in Nüssen, Olivenöl, Distelöl. Ungefähr 25 bis 30 Prozent der täglich benötigten Kalorienmenge sollten aus Fetten bestehen. Vermeiden Sie feste, so genannte gehärtete Speisefette, wie Butter oder Backfett! Diese Transfette erhöhen das Risiko für Herz-Kreislauf-Erkrankungen und stecken in Keksen, Kräckern und vielen anderen industriell hergestellten Nahrungsmitteln. Bevorzugen Sie ungesättigte Fette. Gute Quellen sind Sonnenblumen- und Kürbiskerne, Mandeln, Cashewnüsse, Pecannüsse, Avocados. Besonders empfehlenswert ist Fischöl, da es eine antioxidative Wirkung hat, also freie Radikale im Körper bindet. Das schützt besonders das Herz. Genau wie Leinöl wirkt es zudem entzündungshemmend.

Kohlenhydrate geben Energie

Grundsätzlich gilt, dass Kohlenhydrate schneller Energie liefern als die anderen beiden Energiequellen. Kohlenhydrate, die aus einem Molekül bestehen, heißen Monosaccharide. Bestehen sie aus zwei Molekülen, werden sie Disaccharide genannt. Sind mehr Moleküle vorhanden, handelt es sich um langkettige Kohlenhydrate, die als Poly- oder Oligosaccharide bezeichnet werden. Die kurzkettigen Mono- und Disaccharide können Sie eng mit Zucker verbinden; je süßer ein Lebensmittel schmeckt, desto mehr Zucker, also kurzkettige Kohlenhydrate, enthält es. Zucker geht sehr schnell ins Blut über und liefert deswegen auch schnell Energie. Langkettige Kohlenhydrate müssen im Körper in einzelne Moleküle aufgespaltet werden, was mithilfe von Enzymen schon im Mund beginnt, die Hauptarbeit jedoch geschieht im Darm. Kohlenhydrate aus Vollkornprodukten, Obst und Gemüse enthalten Ballaststoffe und Antioxidantien, die das Immunsystem fördern und die Verdauung verlangsamen, also langanhaltend sättigen. Generell gilt: Je naturbelassener ein Lebensmittel ist, desto wertvoller ist es für

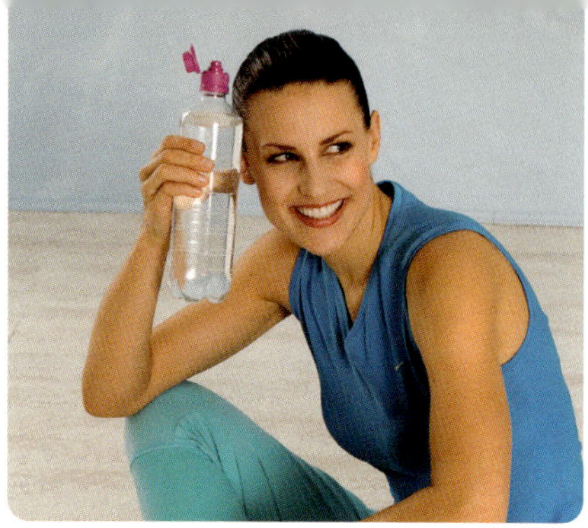

Trinken Sie immer regelmäßig, am besten bis zu 3 Liter Flüssigkeit am Tag.

den Körper. Bevorzugen Sie Vollkorn, wann immer es möglich ist! Obst und Gemüse im frischen, ungekochten Zustand ist meistens besser als im verarbeiteten Zustand. Das Auffüllen der körpereigenen Kohlenhydrat-Speicher benötigt etwas Zeit. Zwischen 12 und 24 Stunden kann es dauern, bis Sie wieder vollkommen aufgetankt für den nächsten Trainingstermin bereit sind. Optimal ist die Zeit nach dem Workout, um die geleerten Speicher zu regenerieren. Regelmäßiges Fatburner-Training verkürzt übrigens die Erholungszeiten.

Trinken Sie sich fit!

Ihr Körper besteht zu 50 bis 60 Prozent aus Wasser, wussten Sie das? Die Deutsche Gesellschaft für Ernährung empfiehlt eine Wasserzufuhr von mindestens 1,5 Litern am Tag – das entspricht etwa acht Gläsern. Selbst wenn Sie keinen Sport treiben, verlieren Sie 0,5 bis 1 Liter Flüssigkeit täglich über den Schweiß! Wenn Sie Sport treiben, es heiß ist oder Sie abnehmen möchten, brauchen Sie jedoch mehr Wasser. Bei durchschnittlichen Temperaturen empfehle ich Ihnen, 2,5 bis 3 Liter Flüssigkeit am Tag aufzunehmen. Bereits 3 Prozent Flüssigkeitsverlust lassen Leistung und Konzentration merklich absinken, ein Verlust ab 20 Prozent des Körpergewichts kann lebensbedrohlich sein. Wichtig ist, dass Sie regelmäßig trinken, also nicht große Mengen auf einmal (außer Sie haben großen Durst, beispielsweise nach dem Training), sondern immer wieder ein paar Schlucke. Mit dem Training verlieren Sie nicht nur Wasser, sondern auch Elektrolyte, vor allem Natrium, Chlorid, Kalium und Magnesium. Diese Stoffe müssen Sie ebenfalls ersetzen. Optimal dafür geeignet ist Fruchtsaftschorle aus einem Teil Saft und zwei Teilen Wasser. Bevorzugen Sie Säfte mit hohem Fruchtgehalt ohne Zuckerzusatz. Wenn Sie nicht trainieren, ist Mineralwasser immer die beste Wahl.

Tipp

Legen Sie Feiertage ein!

Nehmen Sie gelegentlich einen Tag Auszeit vom vollkommen gesunden Ernährungsplan. Das soll nicht heißen, dass Sie sich durch die Pizzaliste schlemmen und dazu einen Kasten Bier trinken sollen, aber gönnen Sie sich gelegentlich Ihre Lieblingsspeise. Es könnte allerdings sein, dass sich mit der Zeit Ihr Geschmackssinn verändert – und Sie dann vielleicht einiges nicht mehr essen mögen, was Ihnen früher gut geschmeckt hat. Das ist ein gutes Zeichen: Ihr Körper beginnt zu fühlen, was ihm gut tut.

Nur wer Energie hat, kann auch powern!

Damit Sie richtig lospowern können, müssen Sie darauf achten, dass Ihre Kohlenhydrat-Energiespeicher immer gut gefüllt sind. Gerade wenn Sie Fettpolster wegschmelzen möchten, ist eine ausreichende, aber nicht übermäßige Versorgung mit Energie aus Kohlenhydraten sehr wichtig. Nur wenn die Kohlenhydratspeicher des Körpers gut gefüllt sind, können auch die Fettreserven angezapft und die Speckröllchen verheizt werden. Achten Sie darauf, tagsüber regelmäßig etwa alle drei Stunden eine Mahlzeit oder einen Snack zu sich zu nehmen. Es sollten immer alle drei Energiequellen enthalten sein. Vor allem vor und nach dem Workout ist es wichtig, dem Körper ausreichend Nährstoffe zur Verfügung zu stellen. Legen Sie sich ein mageres Molkepulver, am besten eines, das Kasein enthält, und

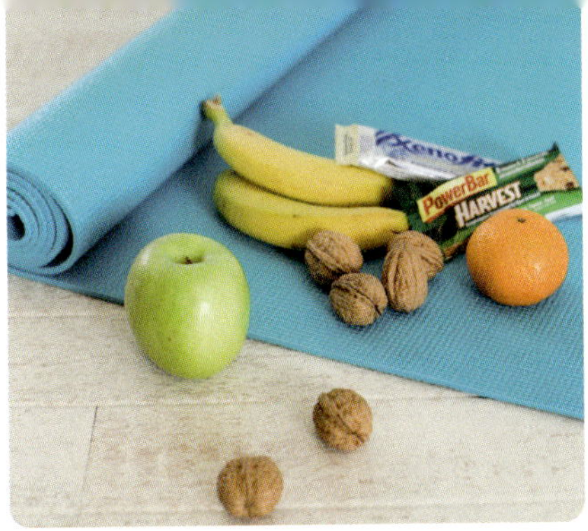

Fruchtsäfte ohne Zuckerzusatz zu. Mit Wasser lässt sich daraus ganz einfach ein Shake herstellen, der Ihnen genau die Nährstoffe liefert, die Sie vor dem Training benötigen. Wenn Sie keine Molke zur Hand haben, genügt auch ein kleines Stück Obst. Nach dem Training empfehle ich Ihnen einen Protein-Shake oder Riegel. Achten Sie auch hier darauf, ein zuckerfreies Produkt zu verwenden. Mit diesen beiden Mahlzeiten stellen Sie sicher, dass die Muskulatur bestmöglich beim Training unterstützt wird.

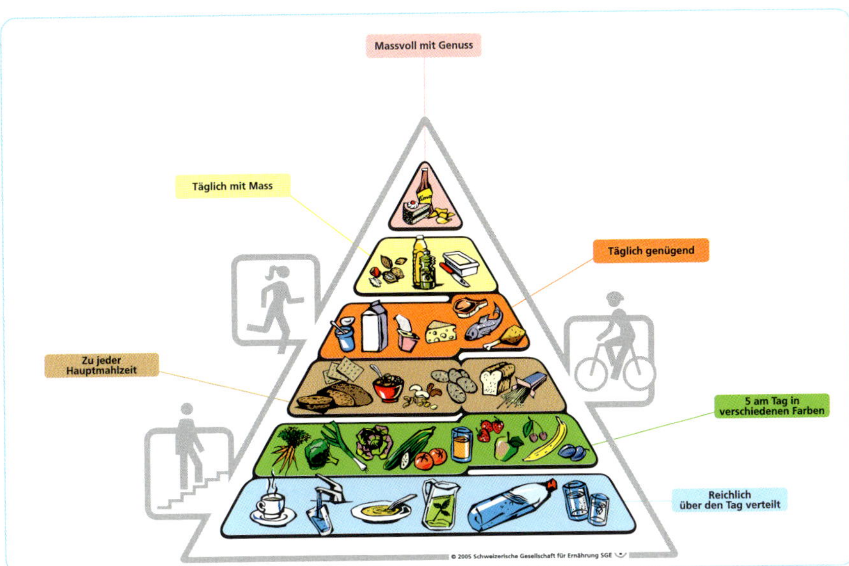

Reichlich über den Tag verteilt

Empfehlungen zum genussvollen und gesundheitsbewussten Essen und Trinken für Erwachsene

SGE-Lebensmittelpryramide (www.sge-snn.ch)

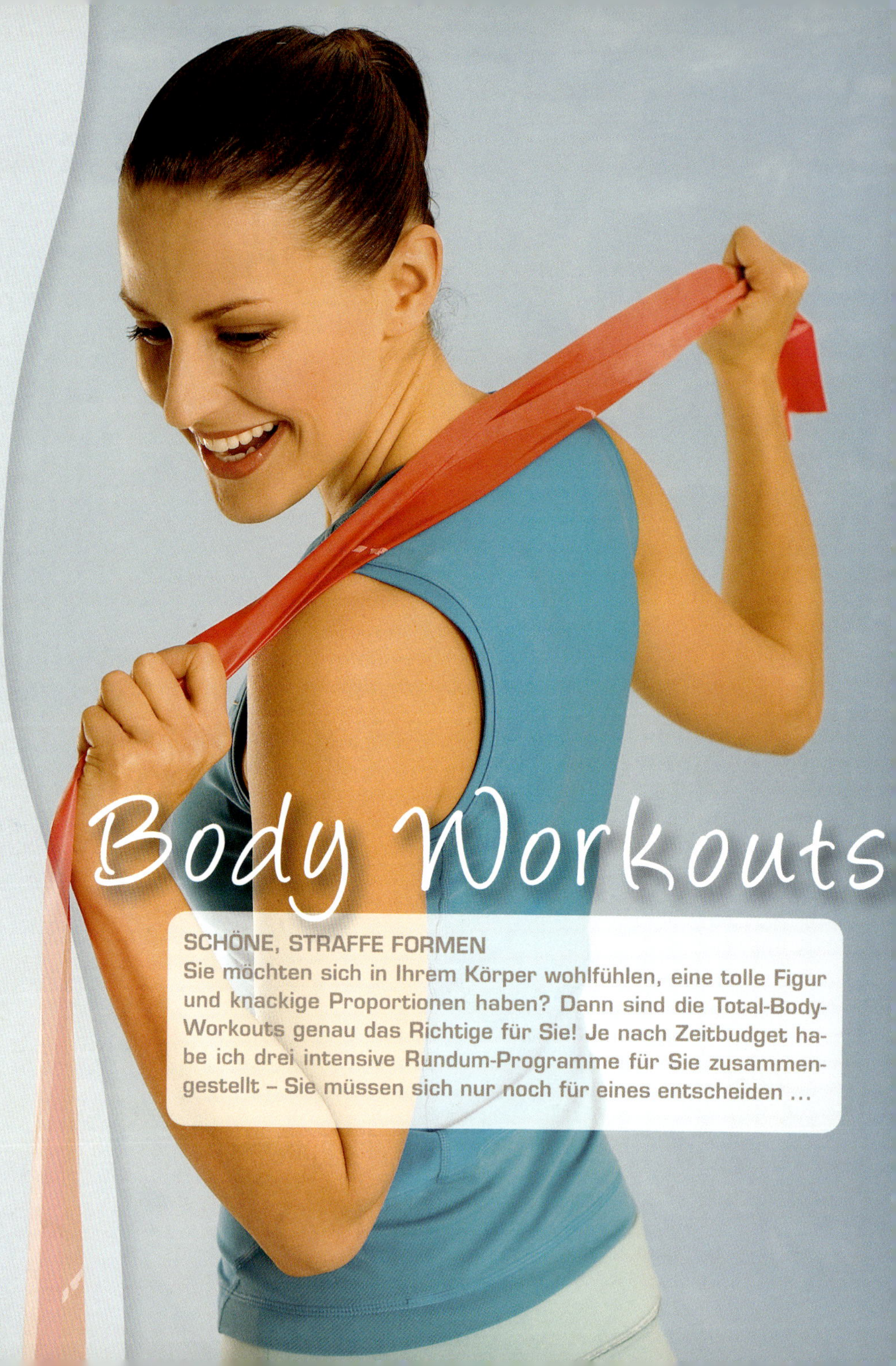

Body Workouts

SCHÖNE, STRAFFE FORMEN

Sie möchten sich in Ihrem Körper wohlfühlen, eine tolle Figur und knackige Proportionen haben? Dann sind die Total-Body-Workouts genau das Richtige für Sie! Je nach Zeitbudget habe ich drei intensive Rundum-Programme für Sie zusammengestellt – Sie müssen sich nur noch für eines entscheiden …

Total Body Workout: 15 Minuten

In einer Viertelstunde bringen Sie alle Muskeln auf Trab und formen den ganzen Körper. Wärmen Sie sich 3 bis 5 Minuten auf und los geht's!

Total Body Workout: 30 Minuten

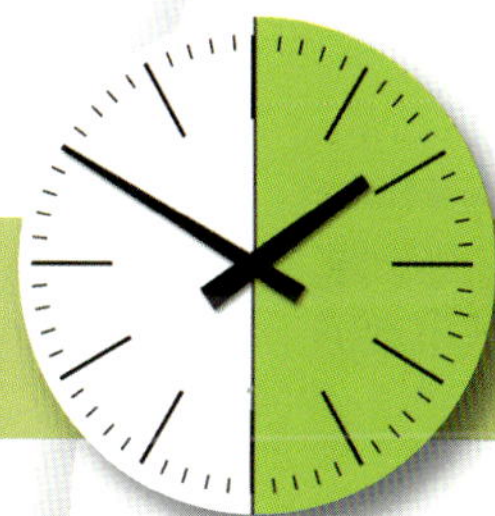

Clevere Kombi-Moves gehen in die Tiefe: So fordern Sie viele Muskeln gleichzeitig, verbessern Ihre Haltung und sorgen für ausgewogene Proportionen.

Total Body Workout: 60 Minuten

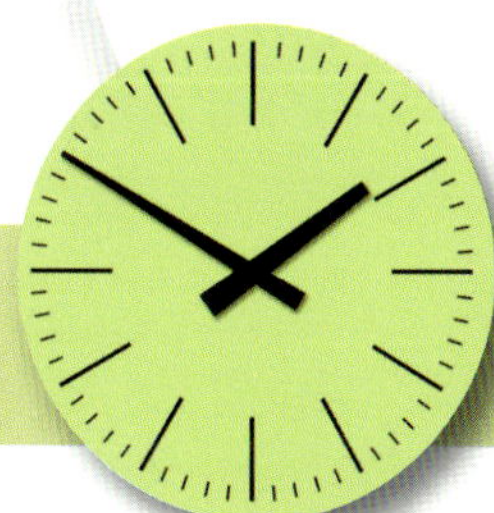

Hier kommt das Rundum-Programm für Ihren Körper! Gut kombinierte Power-Moves setzen an den innersten Muskelschichten an, formen aber ebenso die sichtbaren Muskeln. Straffe Formen, schlanke Muskeln und viel Spaß beim Training sind garantiert!

Powersquat

Dieser Kombi-Move strafft Beine und Po, formt gleichzeitig Arme, Rücken und Schultern.

Die Mitte finden

Um die Knie zu schützen, sollten Sie auf die Verteilung Ihres Körpergewichtes achten. Schieben Sie den Po eher nach hinten und verlagern Sie das Gewicht auf Mittelfuß und Ferse! So werden Oberschenkel und Po gefordert, die Kniegelenke hingegen entlastet.

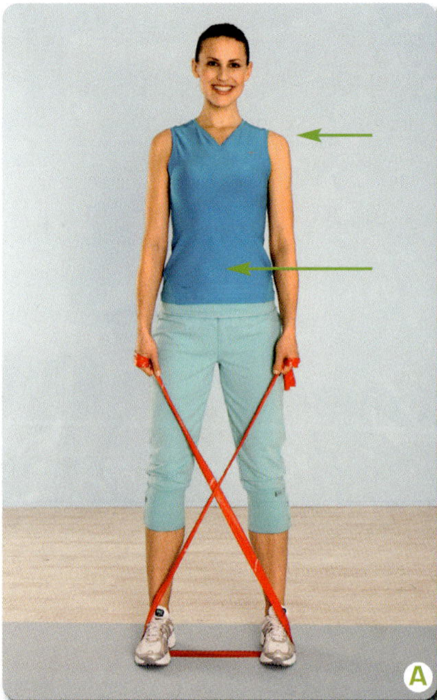

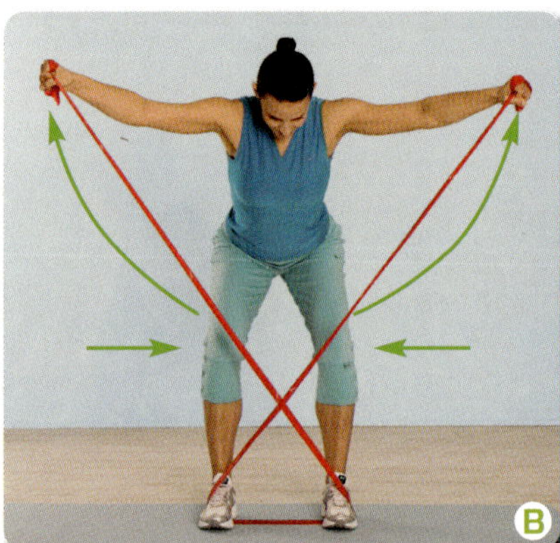

So geht's:

- Stehen Sie aufrecht, die Füße hüftbreit öffnen. Knie und Fußspitzen zeigen nach vorne.
- Mit den Füßen mittig auf das Band stellen. Das Band vor den Beinen kreuzen und die Enden fest mit den Händen fassen. Die Arme neben den Hüften halten, die Handinnenflächen zeigen zum Körper.
- Rücken aufrichten und Kopf in Verlängerung der Wirbelsäule halten. Schulterblätter nach hinten und unten sinken lassen, Bauchmuskeln leicht anspannen und Knie leicht beugen **A**.
- Po langsam nach hinten schieben, bis Ober- und Unterschenkel einen 90-Grad-Winkel bilden. Gleichzeitig die Arme seitlich gestreckt auf Schulterhöhe anheben, den Oberkörper dabei nach vorne neigen, Blick zum Boden richten **B**.
- Beine langsam wieder strecken und Arme absenken. Nächste Wiederholung ohne Pause anschließen.

* 3 Sätze mit 15 bis 20 Wiederholungen.

Kickback

Die tief liegenden Core-Muskeln werden intensiv gefordert. Gleichzeitig werden die Muskeln an Po und Oberschenkelrückseite gestrafft.

So geht's:

- Kommen Sie in den Vierfüßlerstand. Wickeln Sie das Band um den linken Fuß und um beide Hände.
- Rücken gerade und Kopf in Verlängerung der Wirbelsäule halten. Die Fingerspitzen zeigen diagonal zueinander.
- Bauch- und Rückenspannung aktivieren. Rechtes Bein nach hinten ausstrecken. Oberkörper und Bein bilden eine Linie. Linkes Knie minimal vom Boden lösen **A**. Linkes Bein nach hinten strecken **B**.
- Linkes Knie wieder heranziehen und nächste Wiederholung anschließen.

✱ Auf beiden Seiten 3 Sätze mit 12 bis 15 Wiederholungen.

Zu schwer?

Wenn Sie die Übung zu Beginn nicht mit gestrecktem Bein ausführen können, setzen Sie das Knie einfach auf den Boden. Versuchen Sie beim nächsten Training jedoch, das Bein zu strecken!

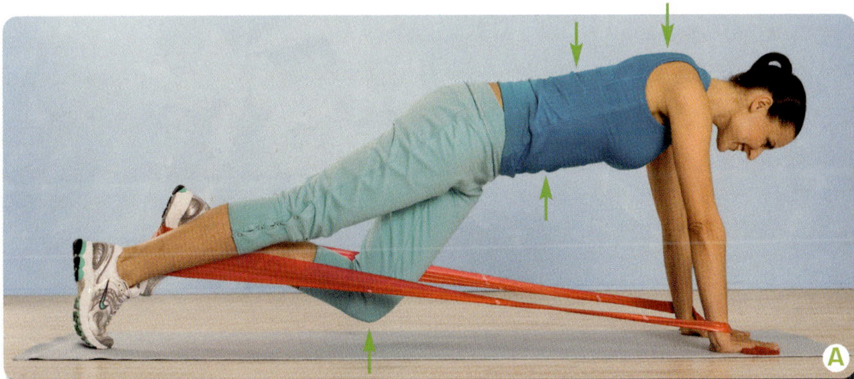

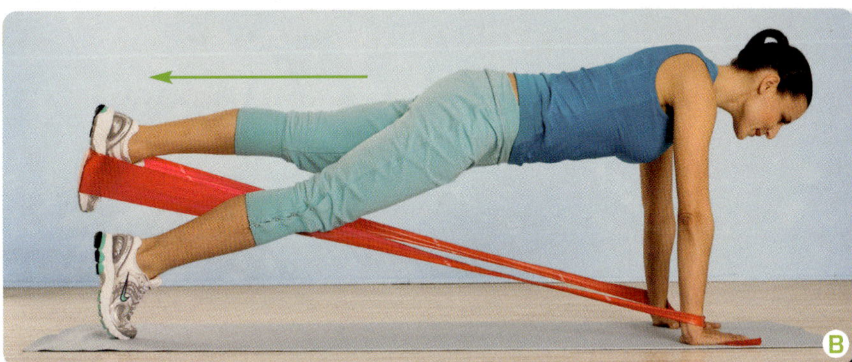

Bodypush

Kräftigt Rücken, Brust und Schultern, fordert tief liegende Bauchmuskeln.

So wird's leichter!

Sollte Ihnen die Übung mit gestreckten Beinen zu schwer werden, setzen Sie die Knie einfach auf den Boden und ziehen Sie die Füße zum Po. So müssen Sie weniger Körpergewicht stemmen. Alternativ können Sie das Band zunächst auch weglassen oder nur einfach über den oberen Rücken legen.

So geht's:

- Nehmen Sie das Band doppelt und legen Sie es über den oberen Rückenbereich. Kommen Sie in den Vierfüßlerstand und halten Sie die Enden des Bandes mit den Händen auf dem Boden.
- Handgelenke befinden sich unter den Schultergelenken. Beine ausstrecken und Kopf in Verlängerung der Wirbelsäule halten **A**.
- Ellbogen zu den Seiten beugen und Oberkörper bis knapp über dem Boden absenken, aber nicht ablegen **B**.
- Langsam wieder hochdrücken und nächste Wiederholung anschließen.

* 3 Sätze mit 10 bis 12 Wiederholungen.

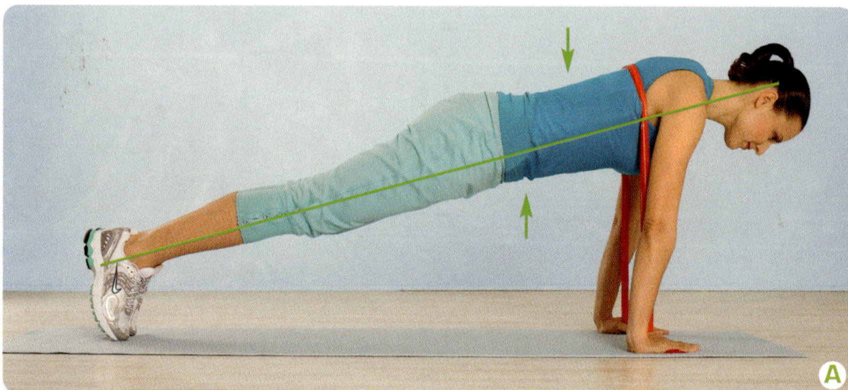

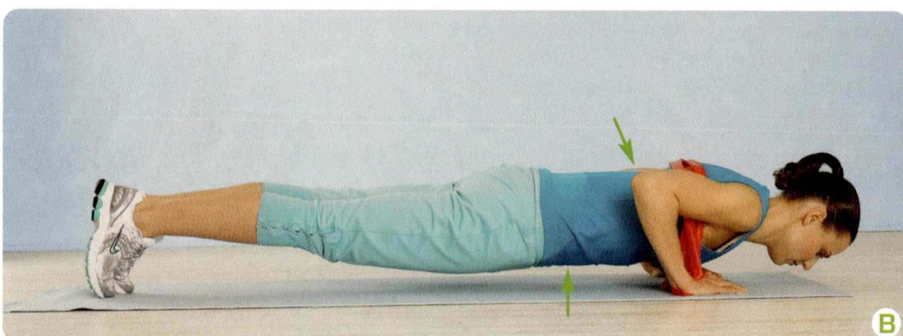

Seitenkraft

Formt die Taille, stärkt die Mitte und strafft Arme und Schultern.

So geht's:

- Setzen Sie sich auf die linke Seite. Fassen Sie das Band doppelt und halten Sie es mit dem linken Unterarm am Boden.
- Linken Ellbogen unter dem linken Schultergelenk ausrichten und Fingerspitzen nach vorne richten. Aus der Schulter heraus nach oben drücken. Die Beine strecken.
- Hüfte nach oben drücken, bis Beine und Oberkörper auf einer Linie sind. Rechten Ellbogen in Verlängerung des rechten Arms nach oben ziehen und Unterarm vor dem Körper anwinkeln; das Band ist bereits gestrafft **A**.
- Rechten Unterarm nach oben ziehen, bis der Arm ganz gestreckt ist **B**.
- Rechten Arm wieder beugen und nächste Wiederholung anschließen.

* Auf beiden Seiten 3 Sätze mit 12 bis 15 Wiederholungen.

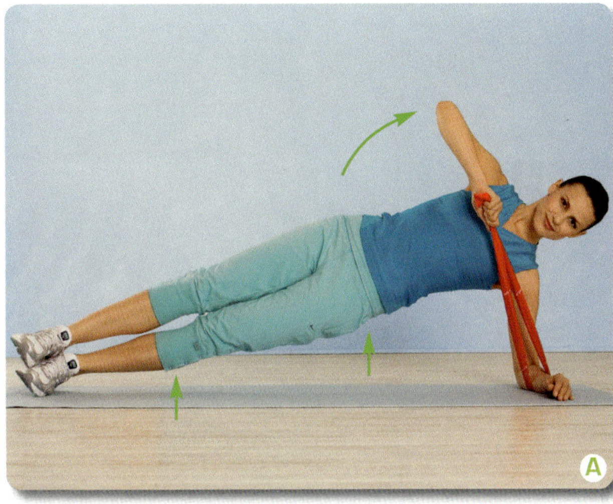

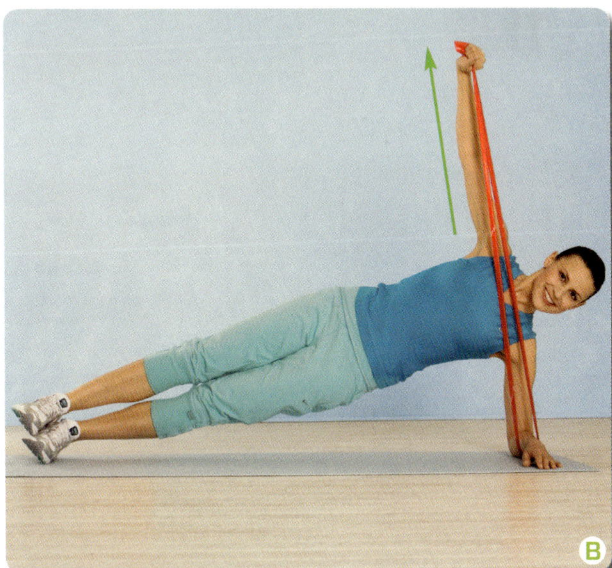

Easy anfangen und locker steigern

Die Übung wird einfacher, wenn Sie die Knie absetzen. Wenn Sie die Übung schon längere Zeit gemacht haben, versuchen Sie diese Steigerung: Setzen Sie statt des Unterarms die flache Hand auf den Boden, Finger nach vorne ausrichten.

Beindehnung

Zieht die Rückseiten der Beine in Form, strafft die Oberschenkel.

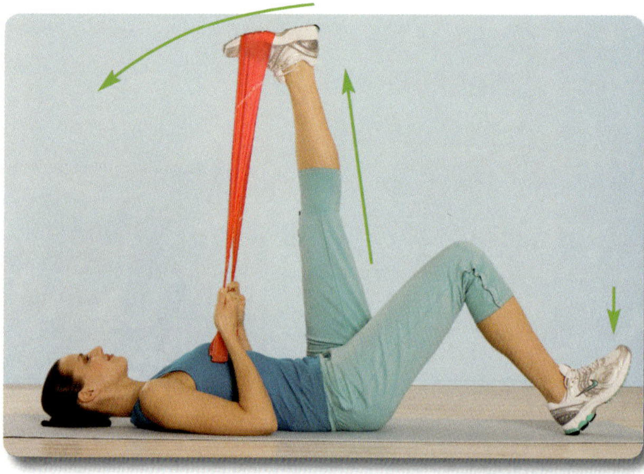

So geht's:

- Legen Sie sich auf den Rücken. Winkeln Sie die Beine an, stellen Sie die Fersen auf den Boden und ziehen Sie die Zehenspitzen heran.
- Ziehen Sie das linke Knie zum Körper und schlingen Sie das Thera-Band um den linken Fuß. Strecken Sie das Bein so gut es geht nach oben.
- Ziehen Sie das gestreckte Bein mit Hilfe des Bandes so weit wie möglich zum Körper heran **Bild**.

✱ Auf beiden Seiten die Dehnung 20 bis 30 Sekunden halten.

Oberkörperstretch

Dehnt den gesamten Oberkörper, Arme und Schultern.

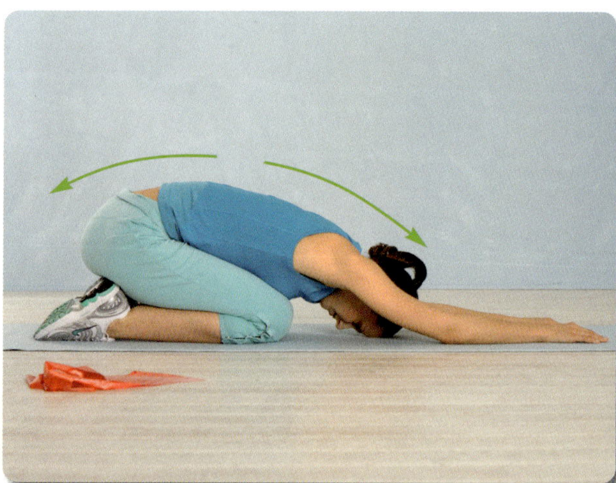

So geht's:

- Kommen Sie in den Vierfüßlerstand. Krabbeln Sie mit den Händen weiter nach vorne.
- Schieben Sie den Po nach hinten auf die Fersen, Fußrücken liegen auf dem Boden.
- Lassen Sie den Kopf zwischen die Schultern sinken, drücken Sie die Schultern in Richtung Boden **Bild**.

✱ Die Dehnung 30 bis 40 Sekunden halten.

Balancepush

Kräftigt intensiv den oberen Rücken und die Core-Muskulatur, fordert die Beine.

So geht's:

- Stehen Sie aufrecht. Füße geschlossen halten, das Thera-Band mehrfach zusammenlegen und schulterweit greifen.
- Schulterblätter nach hinten und unten ziehen, Rücken strecken und Blick nach vorne richten. Arme auf Schulterhöhe nach vorne ausstrecken und Gewicht auf das rechte Bein verlagern **A**.
- Linke Ferse anheben, bis der Winkel zwischen Ober- und Unterschenkel etwa 90 Grad beträgt **B**.
- Rechtes Knie beugen, gleichzeitig den Oberkörper nach vorne neigen, bis er fast parallel zum Boden ist. Linkes Knie so weit anheben, wie es ohne Auswärtsdrehung der Hüfte möglich ist.
- Ziehen Sie nun das Band mit dynamischen, kleinen Bewegungen auseinander.

* Auf beiden Seiten 3 Sätze mit 15 bis 20 Wiederholungen.

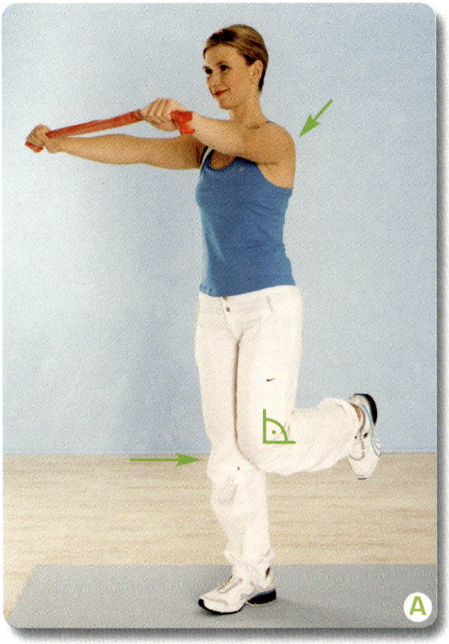

Nicht ausweichen!

Sie erzielen das beste Resultat, wenn Sie die Hüften parallel halten. Achten Sie darauf, dass das Knie des Spielbeins immer zum Boden zeigt.

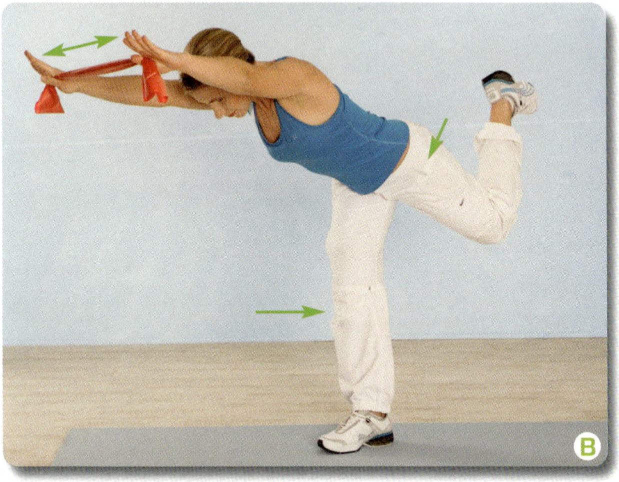

Seitenstärke

Dieser Move trainiert den Rücken, die Schulterpartie und die Beine.

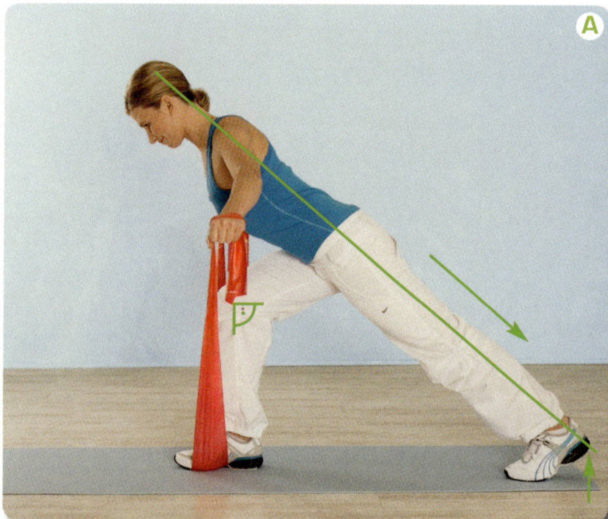

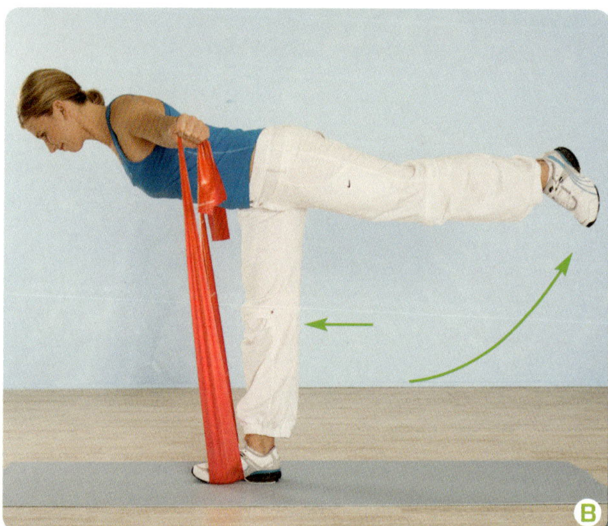

So geht's:

- Machen Sie mit dem rechten Bein einen großen Ausfallschritt nach vorne und legen Sie das Band mittig unter den Fuß. Der Winkel im rechten Knie sollte etwa 90 Grad betragen, das linke Bein ist gestreckt. Linke Ferse anheben und Hüftgelenke parallel ausrichten.
- Bauch und Rücken anspannen, Oberkörper gerade nach vorne neigen, Kopf befindet sich in Verlängerung der Wirbelsäule. Fassen Sie die Enden des Thera-Bandes und straffen Sie es **A**.
- Verlagern Sie das Gewicht auf den rechten Fuß, lösen Sie den linken Fuß kontrolliert vom Boden. Strecken Sie das rechte Bein etwas mehr durch, neigen Sie den Oberkörper etwas mehr nach vorne und heben Sie das linke Bein an. Ziehen Sie gleichzeitig die Arme seitlich bis auf Schulterhöhe nach oben **B**.
- Senken Sie die Arme und das linke Bein wieder. Nächste Wiederholung anschließen.

* Auf beiden Seiten 3 Sätze mit 10 bis 12 Wiederholungen.

Üben Sie kontrolliert!

Geben Sie Ihren Bewegungen immer einen Anfangs- und Endpunkt. Das schont die Gelenke und macht die Übungen intensiver.

Schwebekick

Trainiert die tief liegenden Muskeln des Rumpfes, strafft die Außenseiten der Oberschenkel und den Po. Schult außerdem das Gleichgewicht.

So geht's:

- Knoten Sie die Enden des Thera-Bandes zusammen, so dass ein schulterbreiter Ring entsteht. Steigen Sie in den Ring und grätschen Sie die Beine mehr als schulterbreit.
- Knie und Zehenspitzen zeigen diagonal nach außen, die Knie stehen senkrecht über dem Mittelfuß. Bauch leicht anspannen. Linke Hand in die Taille stützen und den rechten Arm auf Schulterhöhe seitlich ausstrecken **A**.
- Gewicht langsam nach rechts verlagern und linkes Bein gestreckt anheben. Das Bein weiter anheben und den Oberkörper gleichzeitig langsam nach rechts kippen lassen. Linkes Bein noch weiter anheben und wieder senken. Machen Sie die angegebene Anzahl von Wiederholungen **B**.
- Bein langsam und kontrolliert wieder absenken, zurück in die Ausgangsposition kommen und auf der anderen Seite wiederholen.

✱ Auf beiden Seiten 3 Sätze mit 12 bis 15 Wiederholungen.

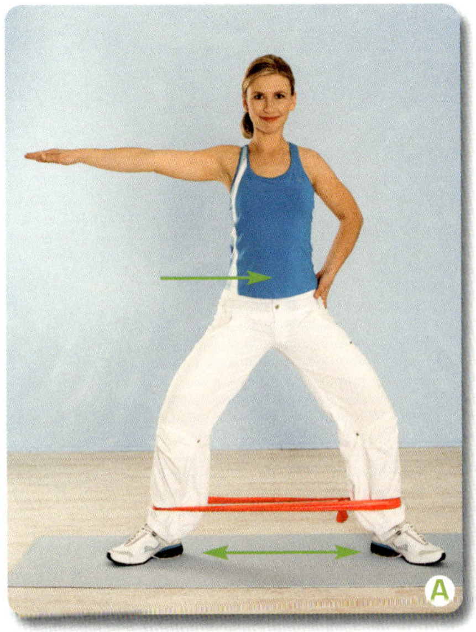

Balance finden

Um stabiler zu stehen, können Sie die Übung zunächst an einer Wand machen. Wenn Sie sich nicht mehr festhalten müssen, suchen Sie sich einen festen Punkt am Boden und fixieren Sie diesen mit den Augen. Dann stehen Sie automatisch stabiler.

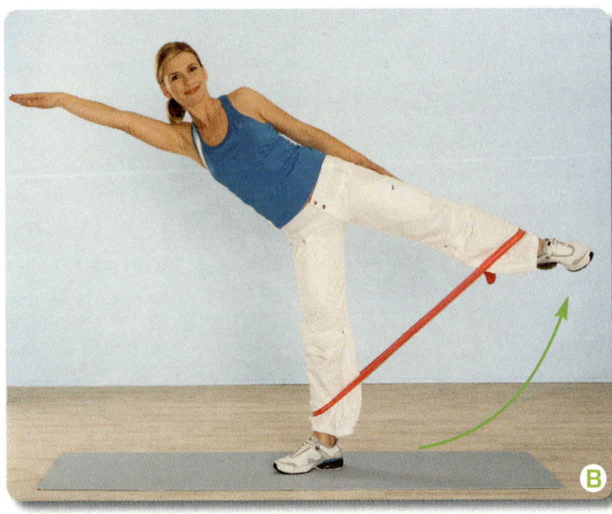

Schultertwist

Kräftigt die Schultern und die Arme, stabilisiert die Rotatoren der Schulterpartie.

Mehr Effekt mit Bauchspannung

Achten Sie darauf, während der gesamten Übung den Nabel zur Wirbelsäule zu ziehen. Das sorgt für einen geraden Rücken und verbessert die Wirksamkeit dieser Übung.

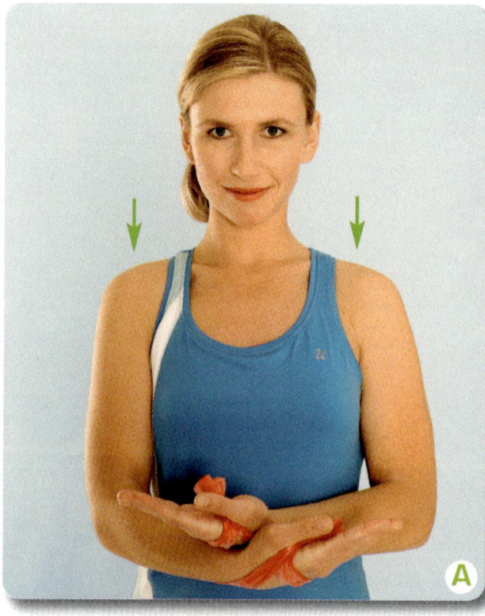

So geht's:

- Stehen Sie aufrecht, die Füße hüftbreit öffnen. Knie leicht beugen und den Rücken strecken. Bauch und Rücken leicht anspannen und Kopf in Verlängerung der Wirbelsäule halten. Schultern nach hinten und unten ziehen.
- Nehmen Sie das Band ggf. doppelt und schlingen Sie es um den unteren Rücken. Fassen Sie die Enden mit den Händen und straffen Sie das Band stark.
- Drehen Sie die Handinnenflächen nach oben und kreuzen Sie die Unterarme vor der Brust. Ellbogen fest am Oberkörper halten **A**.
- Lassen Sie die Ellbogen am Oberkörper, spannen Sie den Bauch an und drehen Sie die Unterarme wie Türscharniere nach außen, ziehen Sie die Hände dabei so weit wie möglich nach hinten **B**. Unterarme wieder vor dem Körper kreuzen, nächste Wiederholung anschließen.

* 3 Sätze mit 20 bis 25 Wiederholungen.

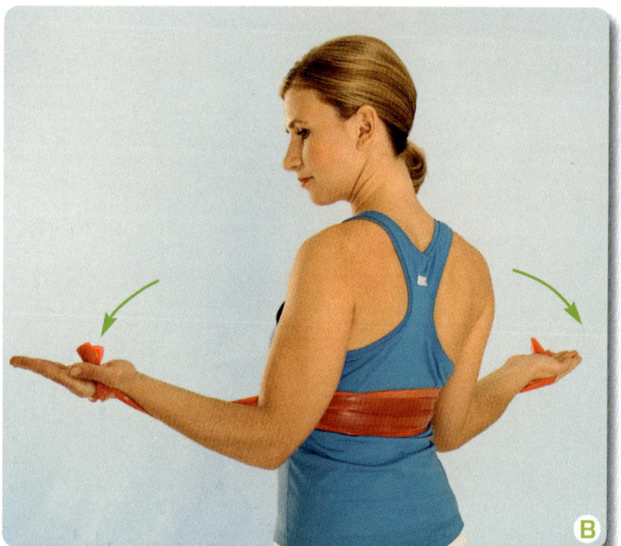

Brustzug

Kräftigt die Brustmuskulatur, stärkt die Rückenmuskeln.

So geht's:

- Aufrecht auf den Boden setzen. Wirbelsäule lang ziehen, den Kopf in Verlängerung der Wirbelsäule halten. Schultern locker nach hinten und unten ziehen.
- Beine weit grätschen und strecken. Rechtes Bein anwinkeln und den rechten Fuß an die Innenseite des linken Oberschenkels legen. Thera-Band hüftweit zusammenknoten und um den linken Fuß legen. Die Schlaufe mit der linken Hand greifen.
- Linken Arm anwinkeln, so dass ein 90-Grad-Winkel zwischen Unter- und Oberarm entsteht. Der linke Oberarm befindet sich dann parallel zum linken Oberschenkel A.
- Winkel im Ellbogen beibehalten und Arm zum Körper heranziehen B. Arm wieder anheben und nächste Wiederholung anschließen.

* Auf beiden Seiten 3 Sätze mit 25 bis 30 Wiederholungen.

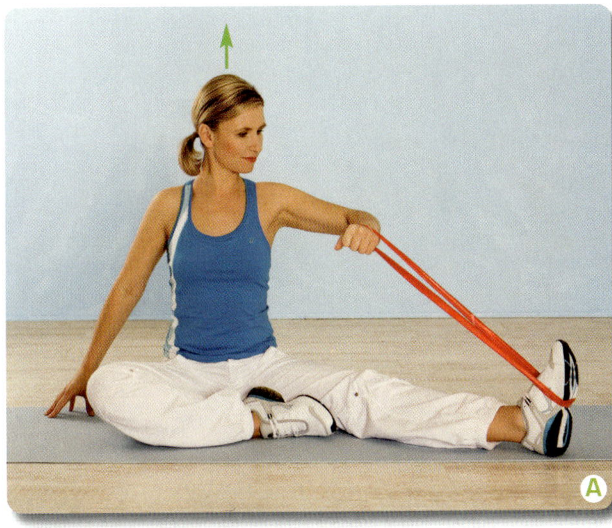

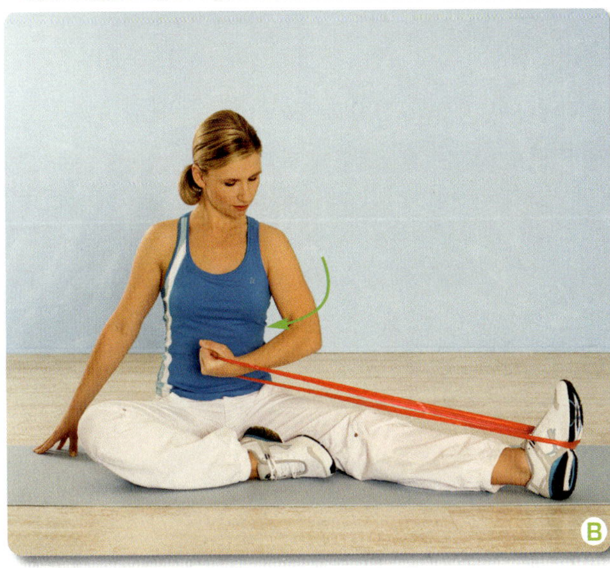

Aufrecht bleiben

Damit der Oberkörper während der ganzen Übung aufrecht bleibt, können Sie die freie Hand auf das Brustbein legen. Ihre Haltung wird Ihnen damit bewusster.

Bauchtrainer

Formt die Mitte flach, stärkt die Core-Muskeln und die Oberschenkelvorderseite.

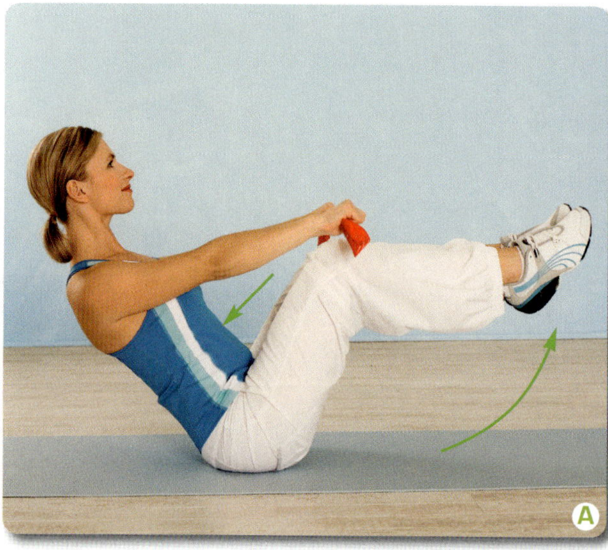

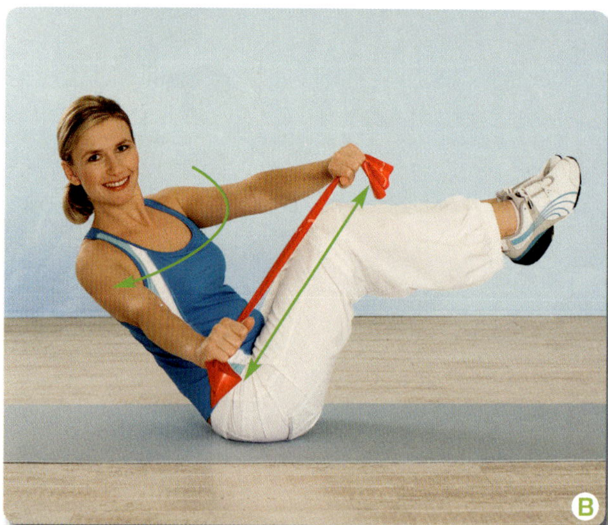

So geht's:

- Setzen Sie sich auf den Boden, der Rücken ist aufrecht. Kopf in Verlängerung der Wirbelsäule halten und Schultern entspannen.
- Thera-Band doppelt oder dreifach zusammenlegen und mit beiden Händen schulterbreit greifen. Arme parallel zum Boden strecken, Knie beugen. Unterschenkel anheben, bis sie sich parallel zum Boden befinden. Die Knie sind über den Hüftgelenken oder etwas weiter vom Körper entfernt **A**.
- Oberkörper aus der Taille heraus nach rechts drehen. Arme seitlich halten und mit kleinen, dynamischen Bewegungen auseinanderziehen **B**.
- Beine wieder absetzen, kurze Pause machen und den nächsten Satz anschließen.

* 3 Sätze mit 25 bis 30 Wiederholungen.

Bauchtraining intensiv

Um die Übung noch intensiver zu gestalten, strecken Sie die Beine einfach noch ein wenig mehr. Je höher sich die Beine über dem Boden befinden, desto mehr muss der Bauch arbeiten.

Powercrunch

Stärkt die geraden Bauchmuskeln und die Brustmuskulatur.

So geht's:

- Legen Sie sich auf den Rücken. Der obere Rücken liegt mittig auf dem Band, die Zehenspitzen heranziehen.
- Führen Sie das Thera-Band an den Innenseiten der Oberarme vorbei, außen um die Handgelenke herum und fassen Sie die Enden straff mit den Händen.
- Beugen Sie die Arme im 90-Grad-Winkel und legen Sie sie auf dem Boden ab. Bauchspannung aktivieren und Schulterblätter zusammenziehen.
- Heben Sie nun Oberkörper und Arme leicht an **A**. Das ist die Ausgangsposition. Heben Sie den Oberkörper weiter an und führen Sie die Ellbogen dabei langsam vor dem Körper zusammen **B**. Arme und Oberkörper wieder in die Ausgangsposition absenken, aber nicht ablegen.

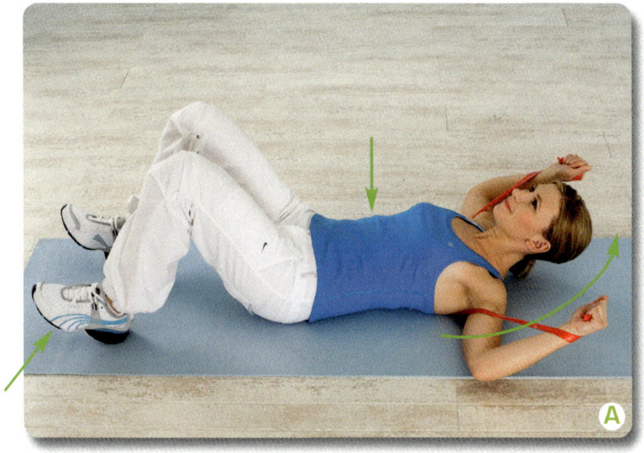

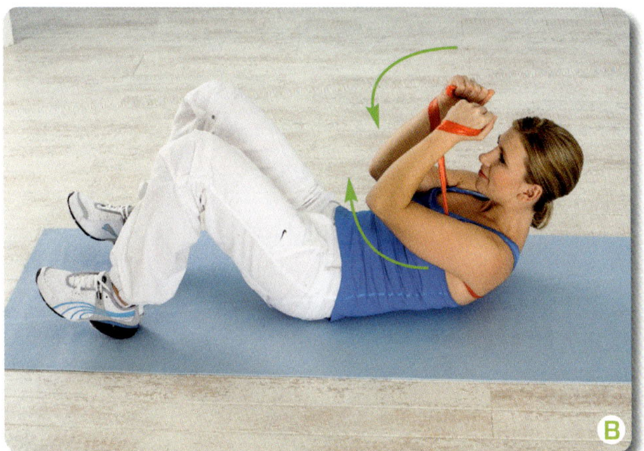

* 3 Sätze mit 20 bis 25 Wiederholungen.

Entspannung danach

Bleiben Sie nach der Übung noch kurz auf dem Boden liegen und drehen Sie den Kopf langsam nach rechts und links. Das hilft, den Nacken zu entspannen.

Bodystretch

Dehnt die Körpervorderseite, entspannt den Nacken.

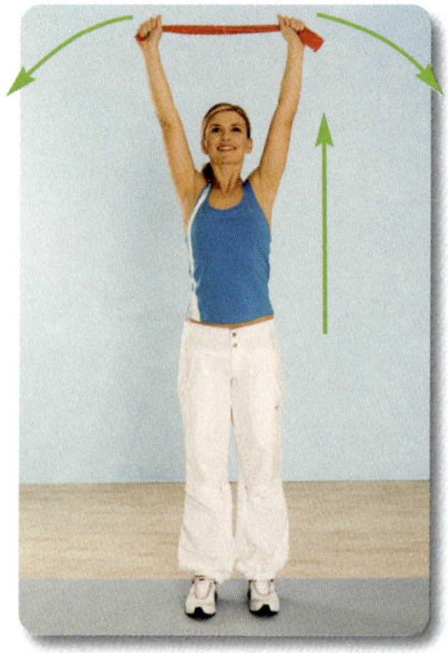

So geht's:

- Greifen Sie das Band etwa schulterbreit und strecken Sie die Arme über den Kopf. Räkeln und strecken Sie sich hier ein bis zwei Minuten **Bild**.
- Als Variante könnten Sie den Oberkörper auch zur rechten und linken Seite neigen, das dehnt zusätzlich die Flanken.

Seitentwist

Dehnt seitliche Bauchmuskeln und Po, mobilisiert die Wirbelsäule.

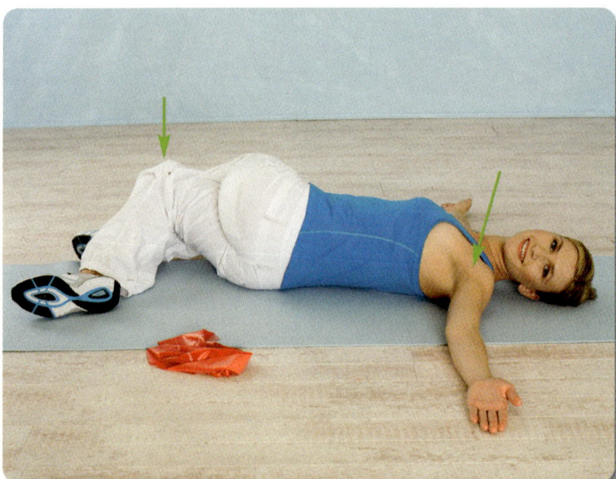

So geht's:

- Auf den Rücken legen, Knie zur Brust ziehen. Linkes Bein über dem rechten kreuzen und Beine eng aneinander drücken. Po anheben, ein kleines Stück nach links setzen und Knie nach rechts kippen lassen.
- Arme auf Schulterhöhe ausstrecken und Schultern auf den Boden drücken, Kopf nach links drehen. 30 Sekunden lang halten, lösen, zur anderen Seite wiederholen **Bild**.

Hüftöffner

Dehnt die innere Oberschenkelmuskulatur, mobilisiert die Hüften.

So geht's:

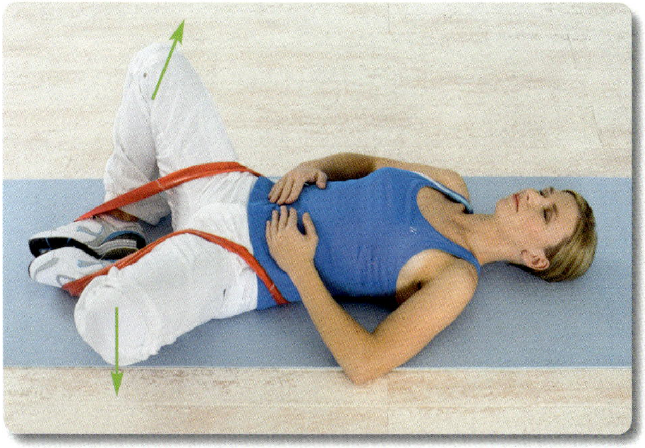

- Verknoten Sie das Band zu einer großen Schlinge. Legen Sie diese um den unteren Rücken. Setzen Sie sich auf den Boden und führen Sie das Band innen an den Oberschenkeln vorbei und schlingen Sie es auch um die Füße.
- Lassen Sie die Knie nun nach außen kippen und ziehen Sie die Füße an den Fußgelenken möglichst nah zum Schritt.
- Legen Sie sich vorsichtig zurück und ziehen Sie den Nabel zur Wirbelsäule. Hände locker auf den Bauch legen **Bild**. Dehnung etwa eine Minuten halten, wieder aufrichten und langsam lösen.

Beindehnung

Dehnt die Rückseiten der Beine, den Rücken und die Schultern.

So geht's:

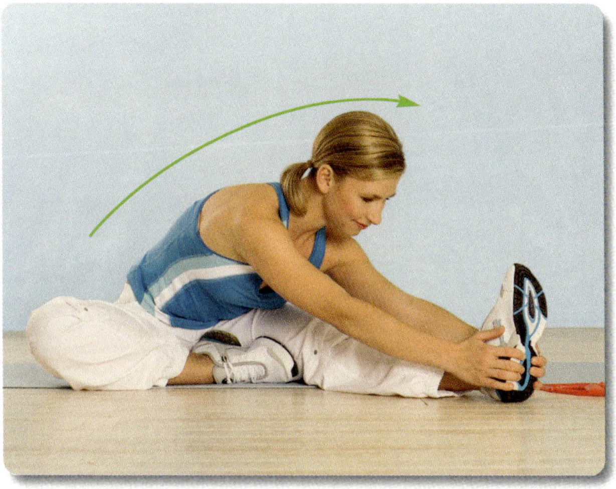

- Setzen Sie sich aufrecht auf den Boden, den Rücken strecken und die Beine zunächst geschlossen halten. Den rechten Fuß an den linken Innenschenkel legen.
- Bauch und Rücken leicht anspannen, Schultern nach hinten ziehen. Oberkörper möglichst gestreckt aus der Hüfte heraus nach vorne neigen und nach Möglichkeit das Schienbein oder den Fuß greifen. Bleiben Sie ein bis zwei Minuten in dieser Stellung, dann aufrichten und auf der anderen Seite wiederholen **Bild**.

Balancelift

Stabilisiert die tief liegenden Muskeln des Rumpfes, strafft die Außenseiten der Oberschenkel. Fördert das Gleichgewicht.

So wird's leichter

Um die Übung zu vereinfachen, lassen Sie zunächst die Armbewegung weg. Das erfordert weniger Balance.

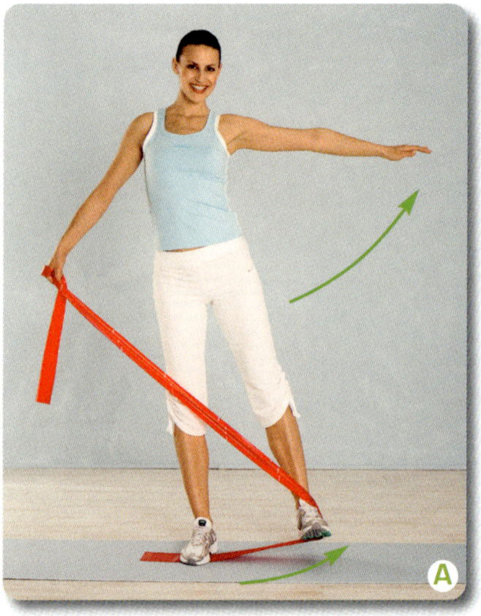

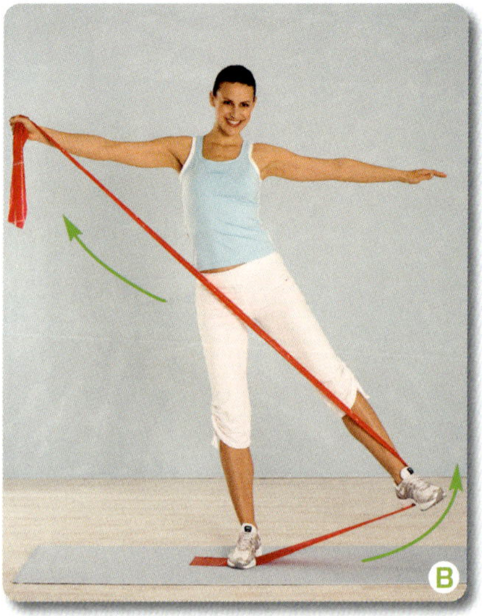

So geht's:

- Stellen Sie sich mit dem rechten Fuß auf ein Ende des Bandes und greifen Sie das andere Ende mit der rechten Hand. Angeln Sie dann das Band mit dem linken Fuß und kommen Sie in eine weite Grätsche.
- Rücken und Kopf aufrecht halten, den linken Arm in Schulterhöhe seitlich ausstrecken und das Gewicht langsam nach rechts verlagern.
- Rechtes Knie leicht gebeugt halten und das linke Bein vom Boden lösen **A**. Linkes Bein weiter anheben, gleichzeitig den rechten Arm bis auf Schulterhöhe nach oben ziehen **B**.
- Bein und Arm wieder senken, aber nicht abstellen. Nächste Wiederholung anschließen.

* Auf beiden Seiten 3 Sätze mit 10 bis 12 Wiederholungen.

Taillenstraffer

Formt die Taille, strafft die seitlichen Bauchmuskeln.

So geht's:

- Kommen Sie in eine weite Grätsche. Mit dem rechten Fuß auf das Thera-Band stellen und das andere Ende mit der rechten Hand fassen. Straffen Sie das Band, beugen Sie das linke Knie und strecken Sie das rechte Bein durch.
- Spannen Sie Bauch und Rücken an und lehnen Sie sich mit gestrecktem Oberkörper nach links. Stützen Sie sich mit dem linken Unterarm auf dem linken Oberschenkel ab. Den rechten Arm parallel zum rechten Bein ausstrecken **A**.
- Ziehen Sie nun den gestreckten rechten Arm langsam in einer großen Bewegung über die Seite nach oben **B**.
- Arm wieder senken, nächste Wiederholung anschließen

* 3 Sätze mit 10 bis 12 Wiederholungen.

Schulterspannung schützt die Wirbelsäule

Drücken Sie sich bewusst aus der Schulter des stützenden Armes nach oben. So stellen Sie sicher, dass der Rücken geschützt ist.

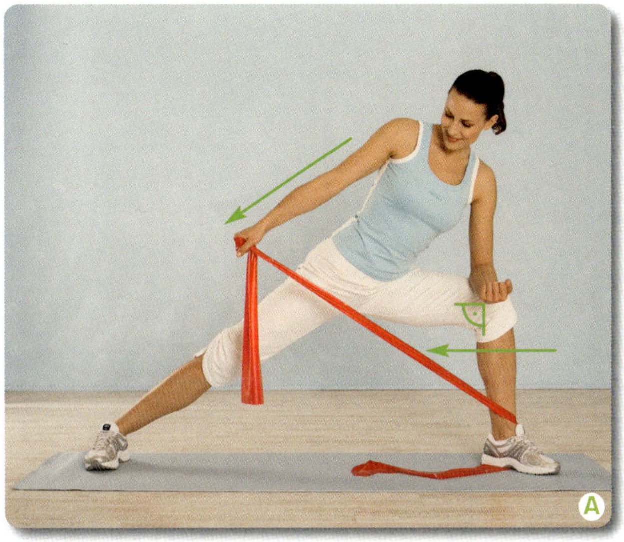

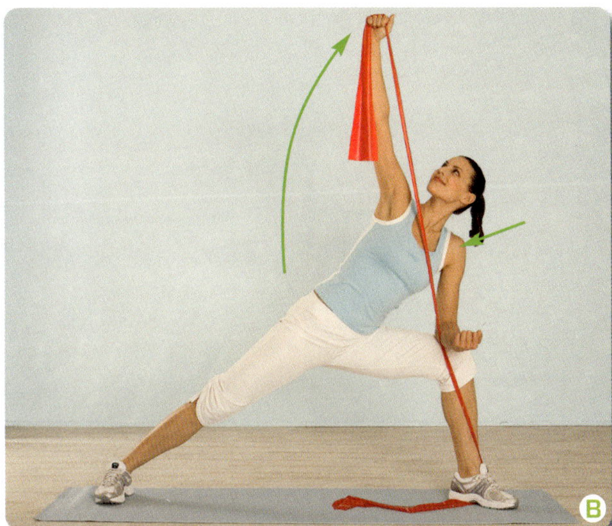

Seitenshift

Trainiert die Rotatoren der Schultern und des Rückens, formt die Taille und die Bauchmuskeln.

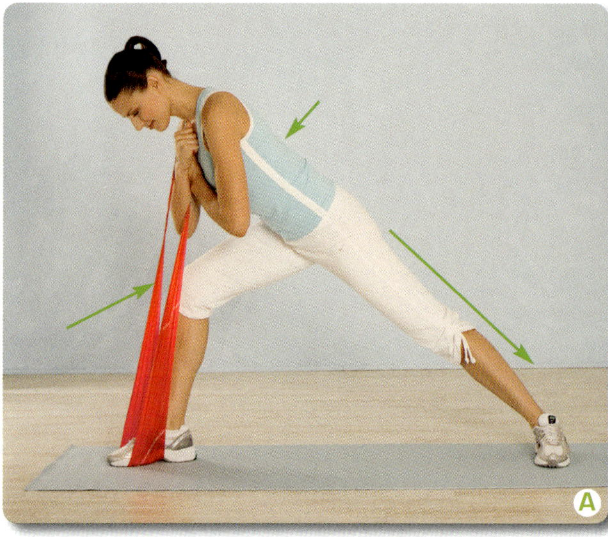

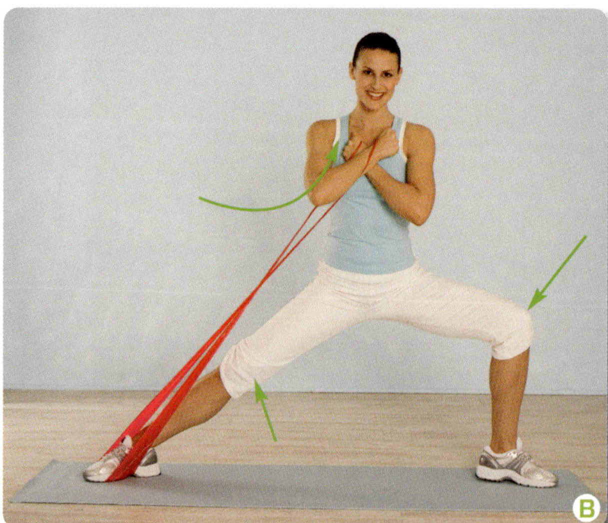

So geht's:

- Kommen Sie in eine weite Grätsche, Zehen und Knie zeigen diagonal nach außen. Mit dem rechten Fuß mittig auf das Band stellen und die Enden mit den Händen fassen.
- Band extrem straffen und Hände ans Brustbein bringen, Arme eng am Körper halten. Rücken gerade halten, Bauch anspannen und den Oberkörper aufrecht nach rechts drehen. Rechtes Knie tief beugen, linkes Bein strecken und Oberkörper bis knapp über den Oberschenkel absenken **A**.
- Rechtes Bein durchstrecken, gleichzeitig das linke Knie um 90 Grad beugen und den Oberkörper aufrichten und nach vorne drehen **B**.
- Zurück in die Ausgangsposition und Wiederholungen anschließen.

✱ Auf beiden Seiten 3 Sätze mit 15 bis 20 Wiederholungen.

Starke Strippen für mehr Power

Bei dieser Übung ist es sehr wichtig, bereits in der Ausgangsposition das Band relativ straff zu halten. Nehmen Sie daher das Band recht kurz oder ein stärkeres Band!

Powersquat

Stärkt vordere Oberschenkel und Po, kräftigt Rückenstrecker und hintere Schulterpartie.

So geht's:

- Machen Sie einen kleinen Ausfallschritt mit dem linken Fuß nach vorne und stellen Sie sich mittig auf das Band. Beine sind fast gestreckt, der Oberkörper aufrecht.
- Straffen Sie das Band und strecken Sie die Arme vor den Hüften leicht nach vorne **A**.
- Beugen Sie beide Beine, bis das linke Knie über dem Mittelfuß steht. Die rechte Ferse bleibt oben. Gleichzeitig die Arme bis über den Kopf anheben **B**.
- Zurück in die Ausgangsposition und Wiederholungen anschließen.

* Auf beiden Seiten 3 Sätze mit 12 bis 15 Wiederholungen.

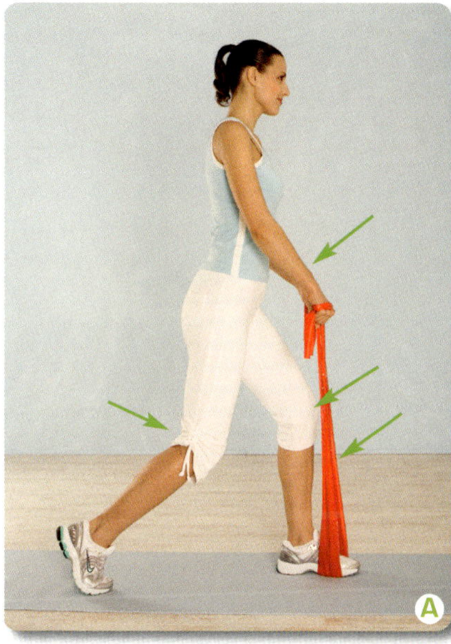

Schultern loslassen

Damit keine Verspannungen auftreten, sollten Sie darauf achten, die Schultern von den Ohren wegzuziehen. Dann arbeiten die Schultern und nicht etwa die Nackenmuskulatur.

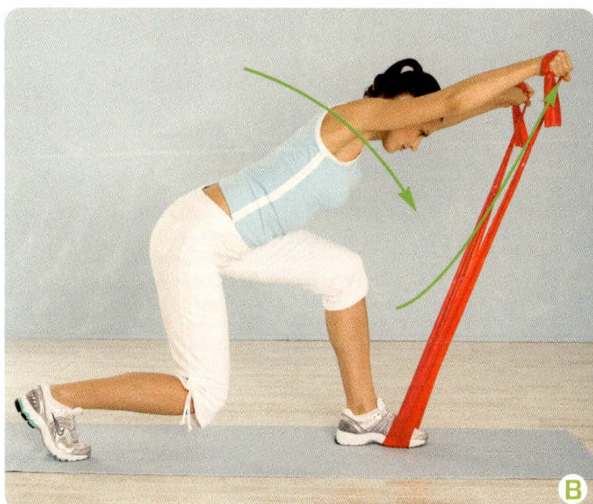

Armstraffer

Trainiert die Arme und den oberen Schulterbereich.

Die Gelenke schonen

Achten sie darauf, die Handgelenke während der gesamten Übung gerade zu halten. So verhindern Sie eine übermäßige Belastung der Sehnen und Bänder.

So geht's:

- Stehen Sie mit hüftbreit geöffneten Füßen auf dem Thera-Band. Greifen Sie die Enden des Bandes hinter dem Rücken überkreuz.
- Knie leicht beugen, Bauch und Rücken anspannen. Den Kopf in Verlängerung der Wirbelsäule halten. Heben Sie die Ellbogen an, bis sie seitlich neben dem Kopf sind. Schulterblätter entspannt absenken.
- Halten Sie die Hände zwischen den Schulterblättern **A**. Ziehen Sie die Unterarme diagonal nach oben, die Oberarme bewegen sich vom Kopf weg, bis die Arme ein V bilden **B**.
- Zurück in die Ausgangsposition und Wiederholungen anschließen.

* 3 Sätze mit 15 bis 20 Wiederholungen.

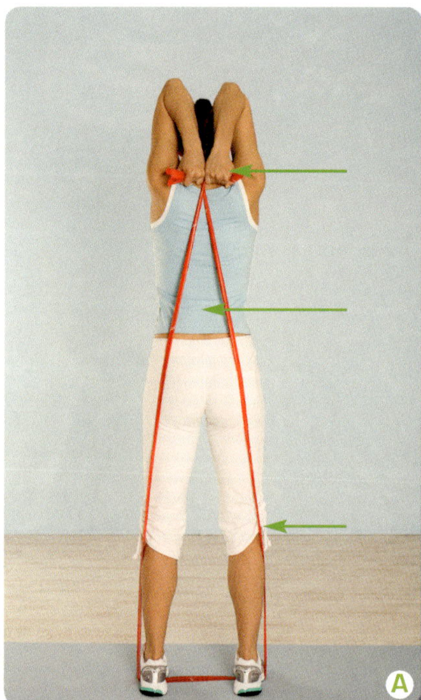

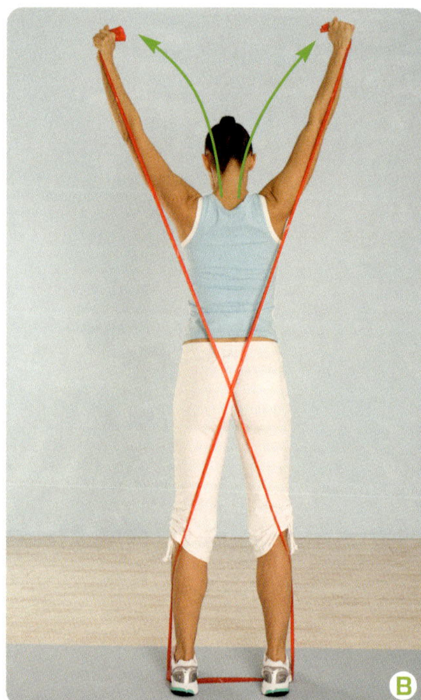

Brustpresse

Strafft und formt die Brustpartie.

So geht's:

- Stehen Sie aufrecht, der Rücken ist gerade. Bauch und Beckenboden anspannen. Machen Sie einen großen Ausfallschritt mit dem rechten Bein nach vorne und stellen Sie sich mit dem linken Bein mittig auf das Thera-Band.
- Greifen Sie die Enden des Bandes mit den Händen und richten Sie den Oberkörper auf. Rechtes Knie beugen und linkes Bein strecken. Heben Sie die Ellbogen vor dem Körper auf Schulterhöhe an; der Winkel zwischen Unter- und Oberarmen beträgt 90 Grad.
- Das Band führt an den Innenseiten der Arme entlang zu den Händen **A**. Schulterblätter absenken. Drücken Sie die Ellbogen vor dem Körper zusammen **B**. Wieder lösen und in die Ausgangsposition kommen.

✱ 3 Sätze mit 25 bis 30 Wiederholungen.

Muskeln können mogeln

Eine Körbchengröße mehr? Mit Workout ist das, Studien zufolge, durchaus möglich. Frauen, die rund ein Jahr Übungen für den Oberkörper machen, bekommen möglicherweise »mehr« Oberweite. Falls doch nicht: Straffes Gewebe bekommen Sie auf jeden Fall!

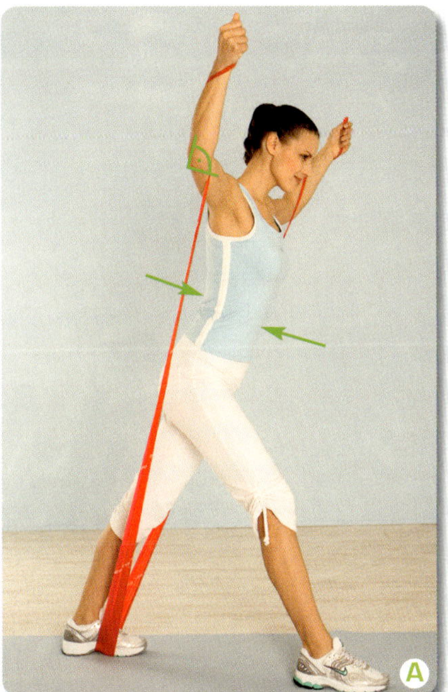

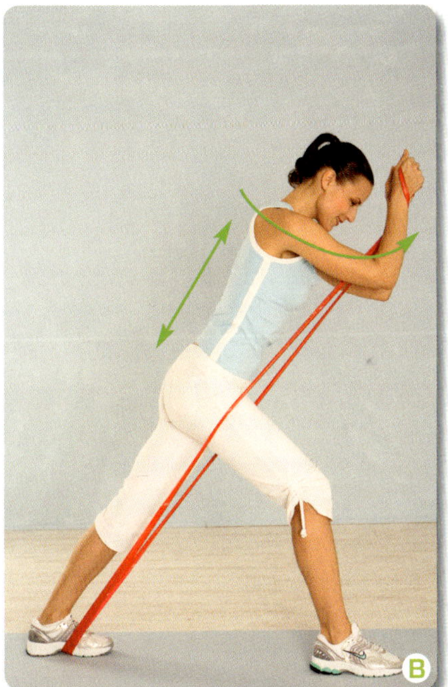

Coretwist

Stärkt die schrägen und die tief liegenden Anteile der Bauchmuskulatur.

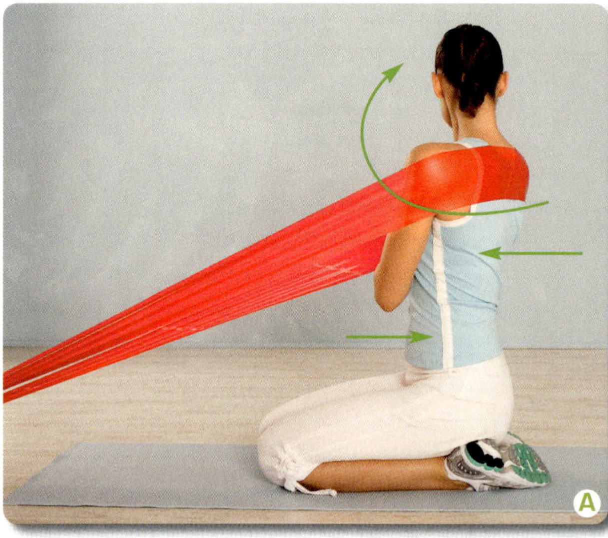

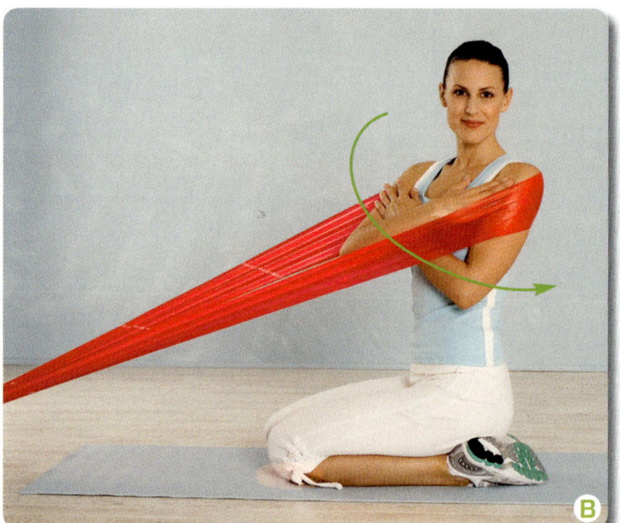

So geht's:

- Klemmen Sie das zur Schlinge verknotete Band unter einer Tür ein. Setzen Sie sich einen bis zwei Meter vor der Tür auf die Fersen, die Fußrücken liegen flach auf dem Boden. Knie und Füße geschlossen halten.
- Den Oberkörper aufrichten und die Schlinge um die Schultern legen. Hände vor der Brust kreuzen und den Oberkörper aus der Taille heraus nach rechts drehen **A**.
- Langsam so weit wie möglich nach links drehen **B**, dann wieder nach rechts.

* Zu jeder Seite 25 bis 30 Wiederholungen machen.

Wenn die Knie zwicken …

Sollten Sie bei dieser Übung Probleme in den Kniegelenken haben, legen Sie eine zusammengefaltete Decke in die Kniekehlen.

Flankenwippe

Formt die Taille, kräftigt die schräge Bauchmuskulatur.

So geht's:

- Kommen Sie in eine Grätsche. Stellen Sie sich mit dem rechten Bein auf das Thera-Band. Greifen Sie das Band sehr kurz mit der rechten Hand. Den Oberkörper aufrichten und das Gewicht nach rechts verlagern, linkes Bein abspreizen.
- Linke Hand an der Taille abstützen, Rückenspannung erhöhen und Oberkörper nach rechts sinken lassen **A**. Oberkörper über die Seite aufrichten und leicht nach links ziehen, dabei das linke Bein auf gleicher Höhe halten **B**.
- Oberkörper wieder nach rechts neigen und Übung wiederholen.

* Auf beiden Seiten 3 Sätze mit 10 bis 12 Wiederholungen.

Spannung im Oberkörper

Achten Sie darauf, nicht in der Taille einzuknicken. Nur wenn Sie genügend Körperspannung aufbringen, bleibt der Rücken aktiv und die Wirbelsäule geschützt.

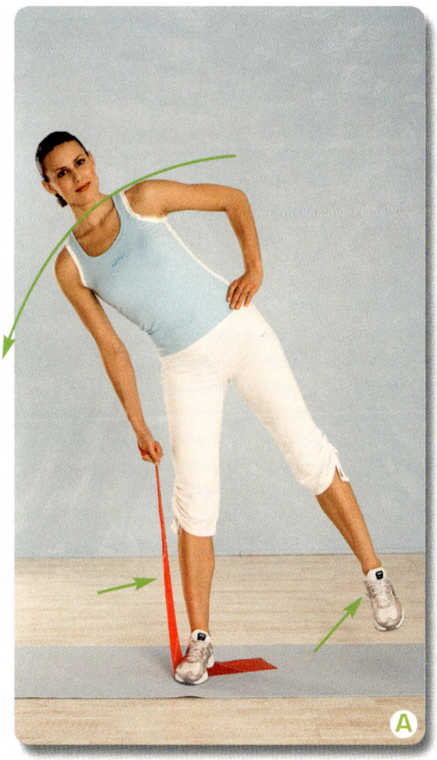

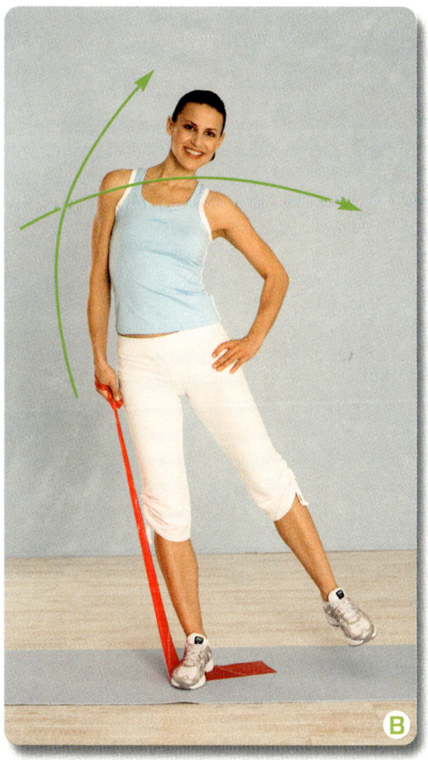

Mittenformer

Strafft den unteren Anteil der geraden und die schräge Bauchmuskulatur.

Bauchmuskeln ganz easy

Sollte Ihnen die Übung anfangs schwerfallen, können Sie das gestreckte Bein anwinkeln oder abstellen. Versuchen Sie bei jedem Workout erneut, die Übung wie beschrieben durchzuführen.

So geht's:

- Auf den Rücken legen. Nehmen Sie das Band doppelt. Beine anwinkeln und anheben, die Knie befinden sich über den Hüftgelenken und die Unterschenkel sind parallel zum Boden.
- Bauchspannung erhöhen, Kopf und Schultern anheben. Linkes Bein ausstrecken und absenken, das Band gegen den rechten Oberschenkel drücken.
- Oberkörper weiter anheben und mit gestreckten Armen Gegendruck auf das rechte Bein ausüben **Bild**. Oberkörper wieder senken, aber nicht ablegen.

* Auf beiden Seiten mit 25 bis 30 Wiederholungen.

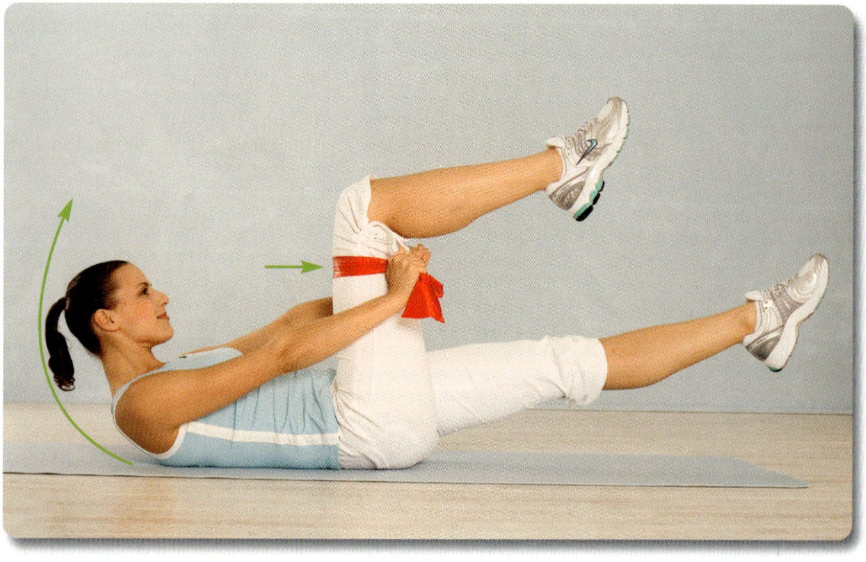

Flankenstretch

Dehnt die Rumpfmuskeln der gesamten Körperseite.

So geht's:

- Legen Sie sich auf den Rücken und nehmen Sie das Thera-Band schulterweit in beide Hände.
- Strecken Sie sich lang aus und biegen Sie den Körper so weit wie möglich nach rechts. Ziehen Sie dabei die Hände auseinander **Bild**.

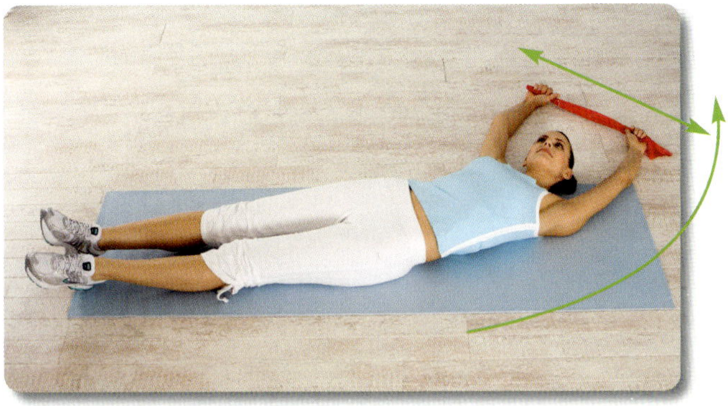

✱ Auf beiden Seiten die Dehnung 20 bis 30 Sekunden halten.

Beindehnung

Dehnt die Beininnenseiten, vor allem die Oberschenkelmuskulatur.

So geht's:

- Legen Sie sich auf den Rücken, die Beine anwinkeln und Zehenspitzen anziehen.
- Ziehen Sie das rechte Knie zu sich heran und schlingen Sie das Band um den rechten Fuß. Strecken Sie dann das rechte Bein so weit wie möglich nach oben.
- Linkes Bein am Boden ausstrecken. Nehmen Sie beide Enden des Bandes in die rechte Hand und strecken Sie den linken Arm auf Schulterhöhe seitlich auf dem Boden aus. Führen Sie das rechte Bein so weit es geht allmählich in Richtung Boden **Bild**.

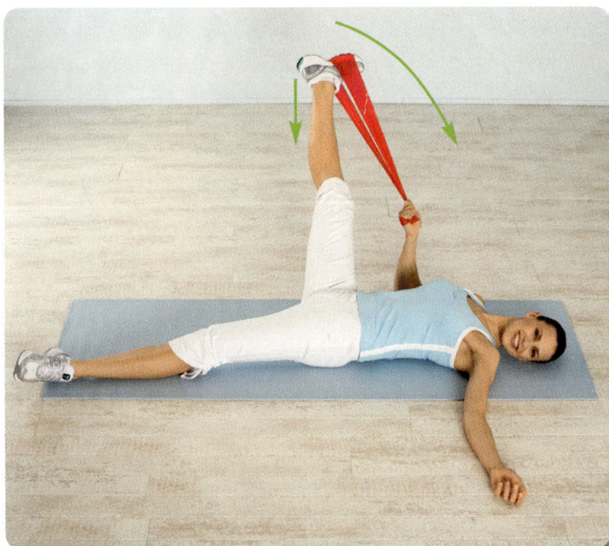

✱ Auf beiden Seiten die Dehnung 20 bis 30 Sekunden halten.

Yogamove

Oberschenkel- und Wadenmuskulatur wird gedehnt, die Wirbelsäule gestreckt.

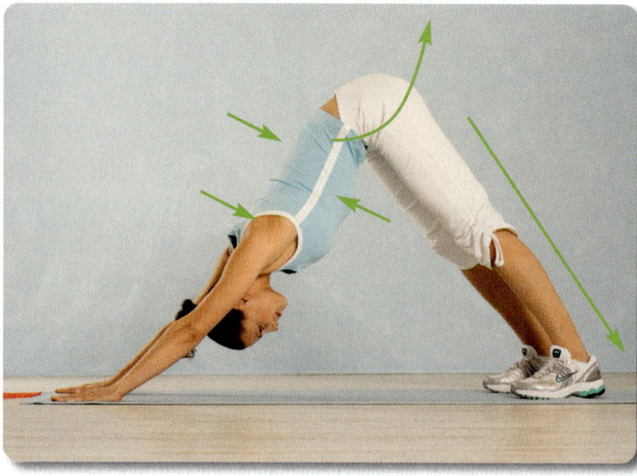

So geht's:

- Kommen Sie in den Vierfüßlerstand. Positionieren Sie die Hand- unter den Schultergelenken und die Knie unter den Hüftgelenken. Rücken gerade und Kopf in Verlängerung der Wirbelsäule halten.
- Schieben Sie den Po auf die Fersen und drücken sie die Schultern in Richtung Boden. Dann die Beine langsam durchstrecken und die Fersen in Richtung Boden ziehen.
- Drücken Sie sich bewusst aus den Schultern heraus, Kopf und Nacken hängen entspannt herunter. Die Position erinnert an ein umgedrehtes V **Bild**.

* Dehnung 30 bis 60 Sekunden halten.

Rückenlang

Dehnt die Rücken- und Beinmuskulatur.

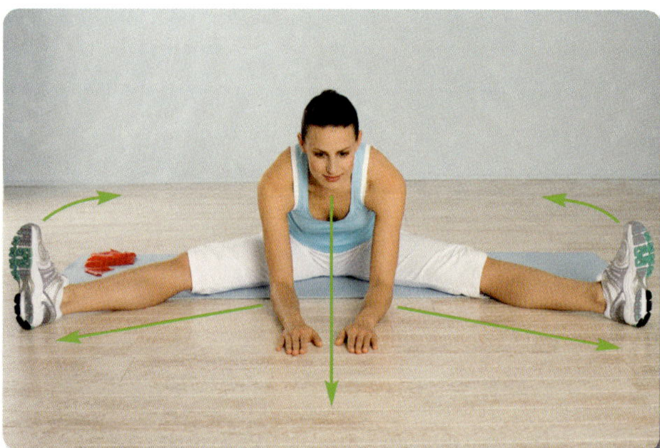

So geht's:

- Setzen Sie sich aufrecht hin. Beine weit grätschen, die Oberschenkel nach außen drehen und die Zehenspitzen strecken.
- Den Rücken strecken und die Unterarme vor dem Körper ablegen. Den Oberkörper so weit wie möglich in Richtung Boden neigen **Bild**.

* Die Dehnung 30 bis 60 Sekunden halten.

Seitendehnung

Dehnt die Beinrückseiten, Innenseiten der Oberschenkel und die Flanke.

So geht's:

- Beine weit grätschen und den Rücken aufrichten. Linken Fuß an den rechten Innenschenkel legen und Oberkörper stärker aufrichten.
- Oberkörper langsam und mit Spannung über das rechte Bein neigen, linken Arm über den Kopf ziehen und wenn möglich mit der rechten Hand den rechten Fuß greifen. Oberkörper nach links und oben drehen **Bild**.

✱ Auf beiden Seiten die Dehnung 20 bis 30 Sekunden halten.

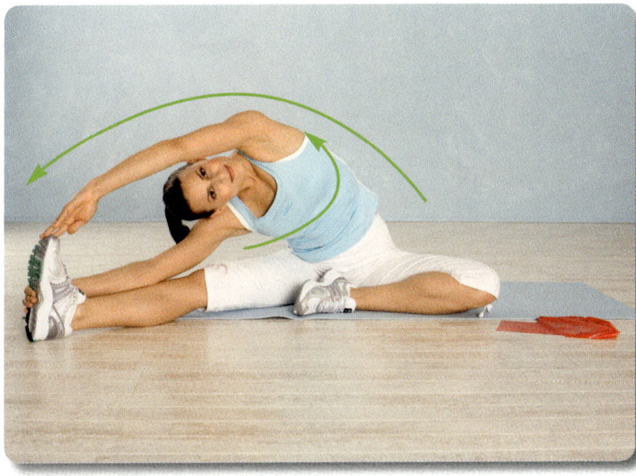

Hüftpush

Macht die Hüften geschmeidig, dehnt die Innenseiten der Oberschenkel.

So geht's:

- Machen Sie mit rechts einen großen Ausfallschritt nach vorne. Linkes Bein strecken und auf einen 90-Grad-Winkel im rechten Knie achten.
- Oberkörper anspannen und über das rechte Knie neigen. Den rechten Unterarm auf dem rechten Oberschenkel abstützen, die linke Hand auf den Boden bringen **Bild**.

✱ Auf beiden Seiten die Dehnung 20 bis 30 Sekunden halten.

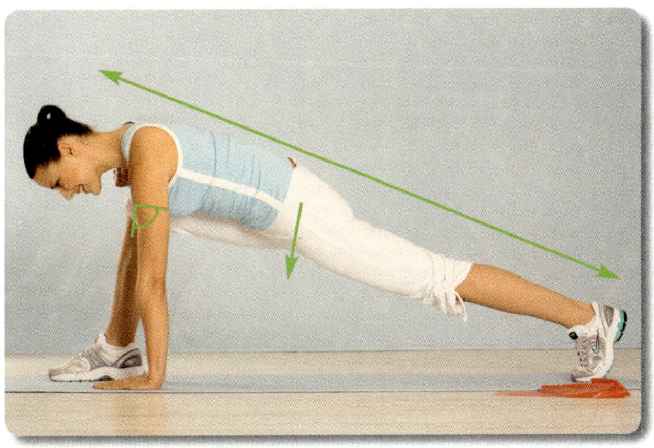

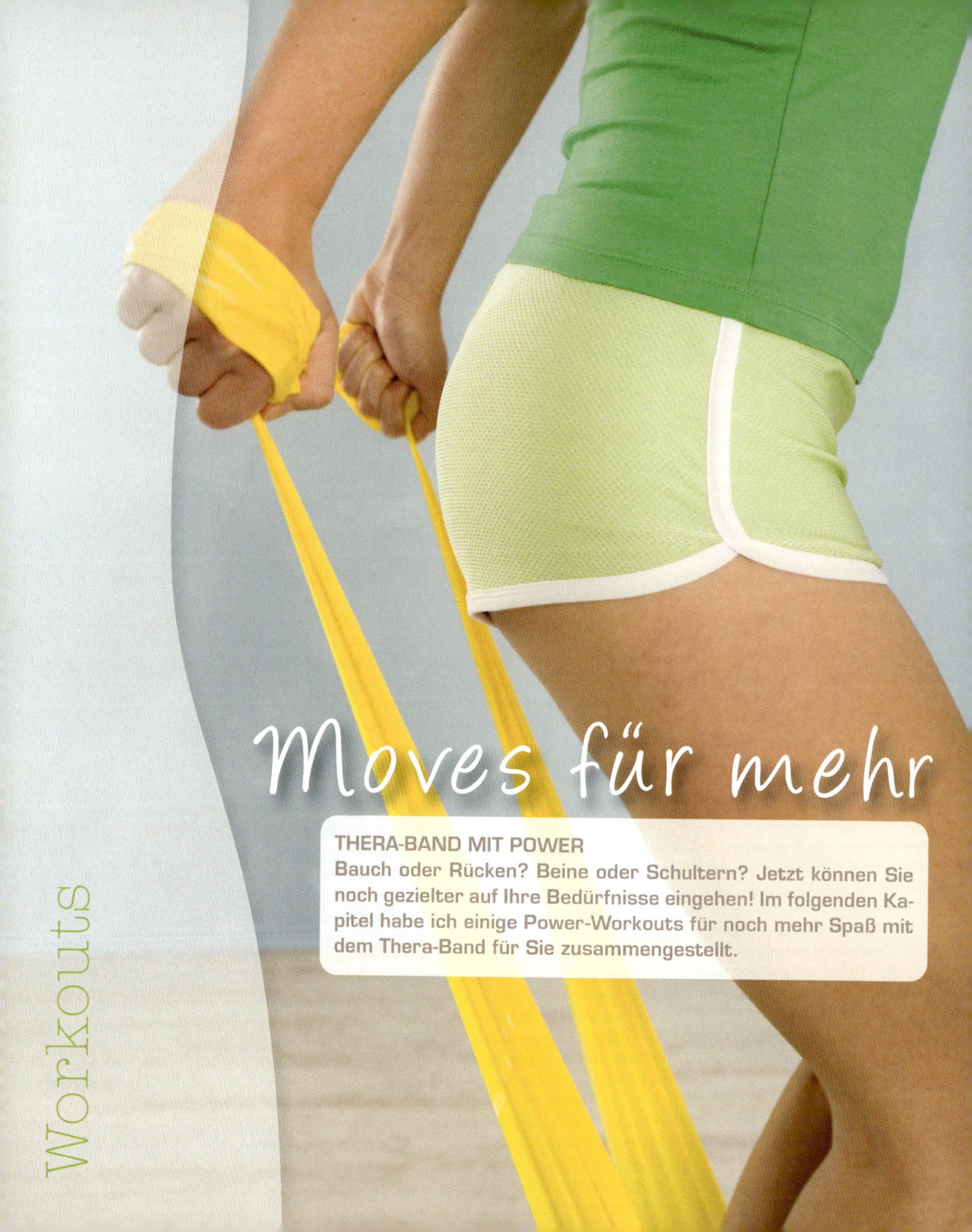

Moves für mehr

THERA-BAND MIT POWER

Bauch oder Rücken? Beine oder Schultern? Jetzt können Sie noch gezielter auf Ihre Bedürfnisse eingehen! Im folgenden Kapitel habe ich einige Power-Workouts für noch mehr Spaß mit dem Thera-Band für Sie zusammengestellt.

Workout 15 Minuten: Flache Mitte, straffer Bauch

Knackig, sexy, wohlgeformt: Mit diesem Workout-Quickie bekommen Sie ruckzuck eine traumhaft schöne Mitte!

Workout 15 Minuten: Starker Rücken

Mobilisieren, dehnen, stabilisieren, kräftigen: Das sind die vier Grundprinzipien, die Sie blitzschnell fit machen – auch im Büro!

Workout 30 Minuten: Intensivtraining für Beine und Po

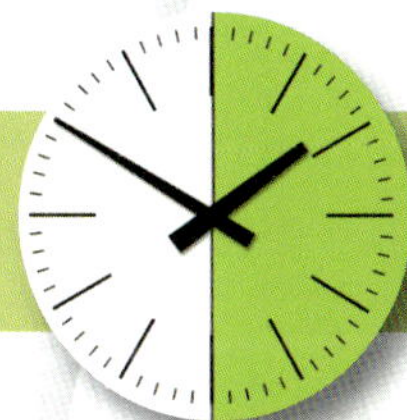

Straffe, schlanke Beine und einen knackigen Po – das sind die Ziele dieser Power-Übungen, – für die eine halbe Stunde ausreicht!

Workout 30 Minuten: Knackige Arme und schöne Schultern

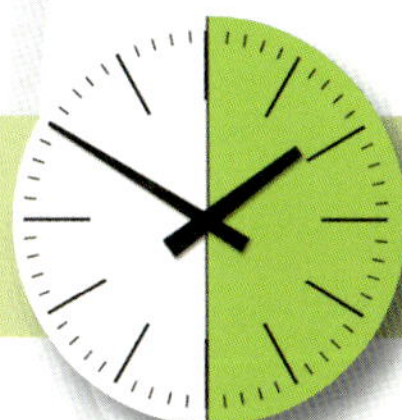

Diese Übungen modellieren Ihre Arme, verbessern die Haltung und sorgen für straffe Formen – probieren Sie's aus!

Workout 60 Minuten: Bauch, Beine, Po intensiv

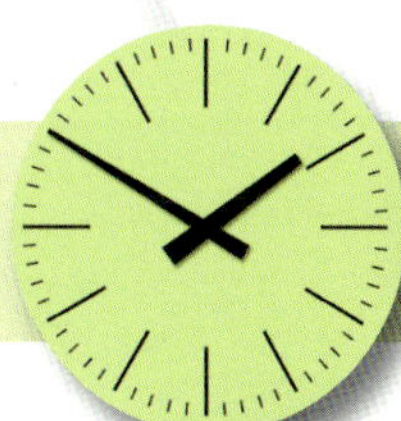

Straffe Beine, knackiger Po und flacher Bauch – diese cleveren Kombi-Moves sprechen auch tief liegende Muskelschichten an. Viel Spaß!

Beinpush

Trainiert den oberen Anteil der geraden Bauchmuskulatur.

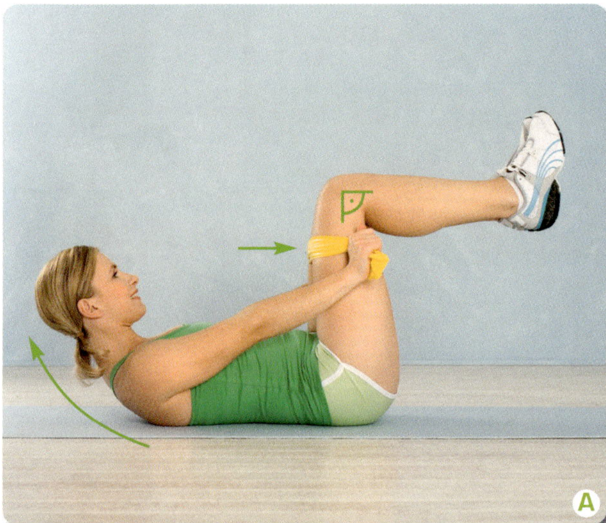
A

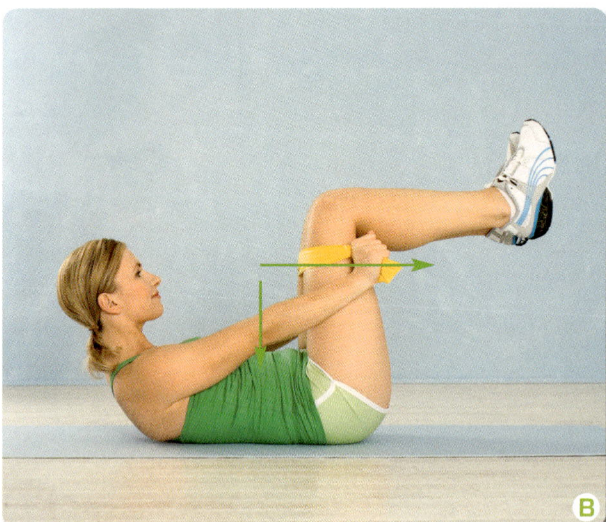
B

So geht's:

- Legen Sie sich auf den Rücken. Nehmen Sie das Band doppelt. Beine anwinkeln und anheben, die Knie befinden sich senkrecht über den Hüftgelenken.
- Unterschenkel parallel zum Boden halten und Zehenspitzen anziehen. Den Nabel zur Wirbelsäule und in Richtung Rippen nach oben ziehen.
- Kopf und Oberkörper leicht anheben und das Band gegen die Oberschenkel drücken **A**. Oberkörper weiter anheben **B**, wieder senken, aber nicht mehr ablegen.

✱ 3 Sätze mit 30 Wiederholungen.

Power aus dem Becken

Spannen Sie bei allen Bauchübungen den Beckenboden an! Das unterstützt das Workout und lässt die Mitte noch flacher wirken.

Hiplift

Kräftigt den unteren Anteil der geraden Bauchmuskulatur.

So geht's:

- Auf den Rücken legen. Den Nabel zur Wirbelsäule und in Richtung Rippen nach oben ziehen. Nacken entspannen.
- Beine anwinkeln und anheben, Knie über den Hüftgelenken halten und Unterschenkel parallel zum Boden ausrichten. Thera-Band knapp unterhalb der Knie über die Unterschenkel legen, straffen und mit beiden Händen festhalten. Die Hände neben dem Körper in den Boden drücken **A**.
- Bauchspannung aktivieren und mit Bauchkraft den Po vom Boden lösen **B**. Wieder senken, aber nicht ganz ablegen.

✱ 3 Sätze mit 20 bis 25 Wiederholungen.

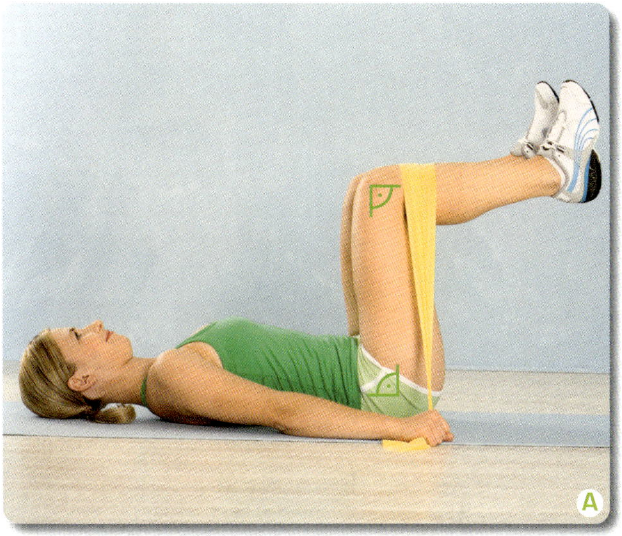

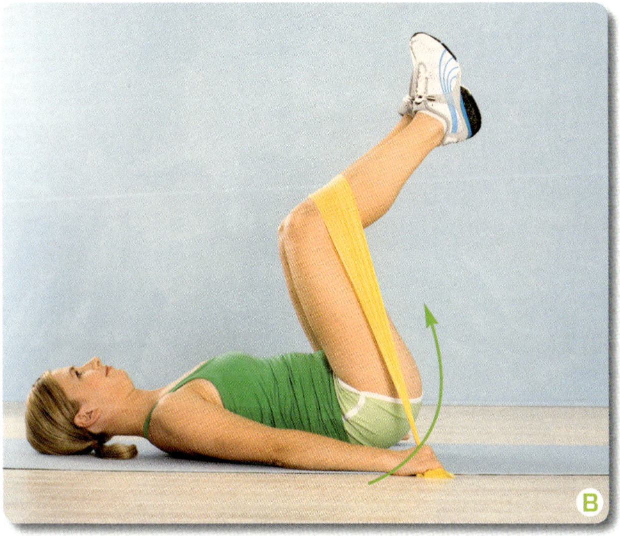

Powerbrücke

Stärkt die tiefen Bauchmuskeln, Schultern und den Rücken.

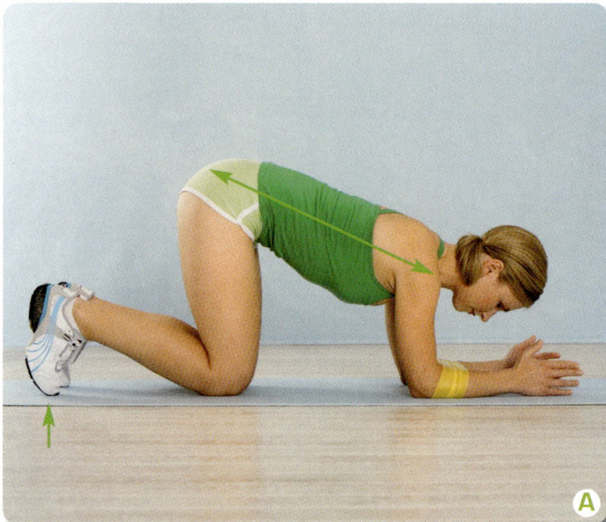

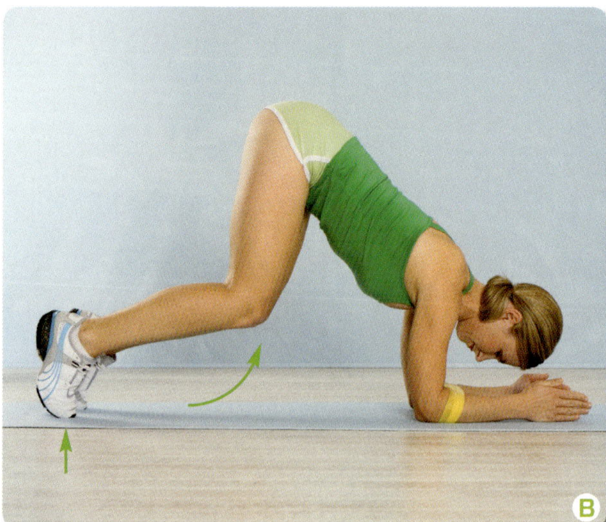

So geht's:

- Das Band hüftbreit verknoten und knapp unterhalb der Ellbogen um die Unterarme legen. Kommen Sie dann auf den Boden und legen Sie die Unterarme ab.
- Knie unter den Hüftgelenken positionieren und etwa hüftweit öffnen. Zehenspitzen aufstellen. Rücken gerade halten, Bauchmuskeln aktivieren und Blick zum Boden richten **A**.
- Knie vom Boden lösen und anheben **B**. Position für 30 Sekunden halten, dann die Knie ablegen und kurz entspannen.

* 3 Wiederholungen.

Ruhig atmen

Atmen Sie während der Übung immer durch und halten Sie nicht die Luft an. Das lässt Sie leichter durchhalten.

Diagonalcrunch

Fordert die schrägen Bauchmuskeln.

So geht's:

- Klemmen Sie das zur Schlinge verknotete Band unter einer Tür ein. Legen Sie sich eineinhalb Meter vor der Tür auf den Rücken mit dem Kopf zur Tür.
- Stellen Sie die Fersen auf den Boden und winkeln Sie die Knie an. Rechtes Fußgelenk auf das linke Knie legen, das rechte Knie kippt locker nach außen.
- Greifen Sie das Band mit beiden Händen, heben Sie den Oberkörper leicht an und strecken Sie die Arme senkrecht nach oben **A**.
- Heben Sie den Oberkörper weiter an und ziehen Sie das Band links neben das Bein **B**. Oberkörper wieder senken, aber nicht ablegen.

* Auf beiden Seiten 3 Sätze mit 15 bis 20 Wiederholungen.

Holen Sie sich Unterstützung!

Legen Sie ein kleines Kissen unter Ihre Lendenwirbelsäule. Dadurch schützen Sie den Rücken und können die Übung intensiver ausführen.

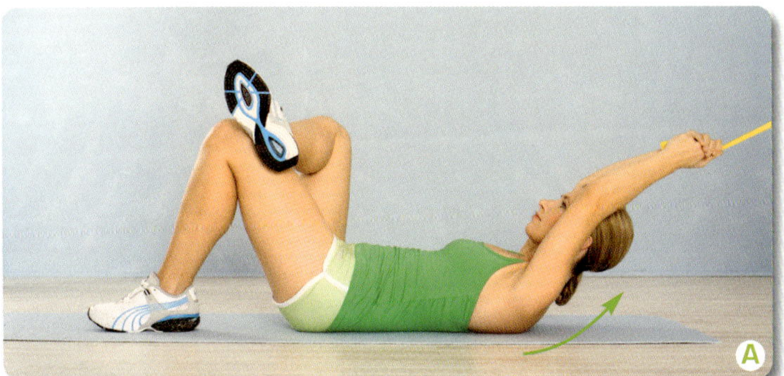

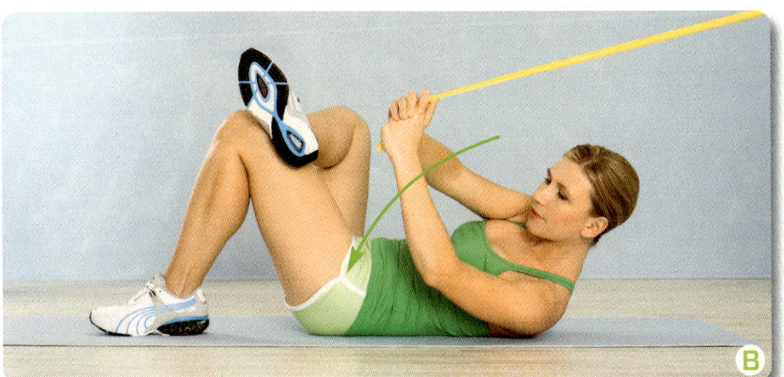

Frontstretch

Dehnt die geraden Bauchmuskeln und die Vorderseite des Oberkörpers.

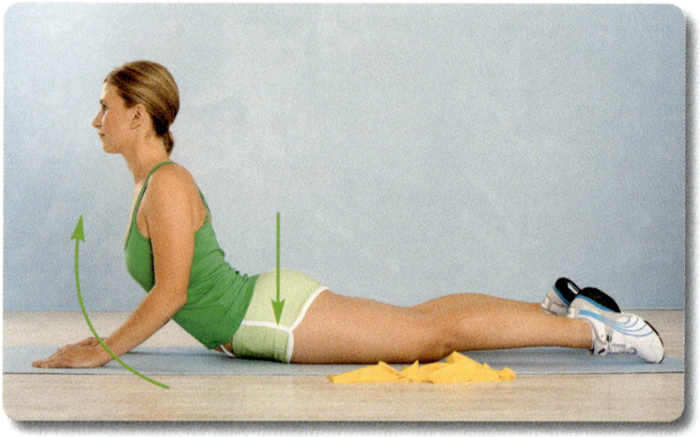

So geht's:

- Legen sie sich auf den Bauch. Beine geschlossen halten. Hände unter den Schultergelenken aufstellen und den Scheitel bewusst nach vorne ziehen.
- Rückenspannung aktivieren und aus den Schultern und Armen heraus vorsichtig so weit wie möglich den Oberkörper hochdrücken. Blick nach vorne oder diagonal nach oben richten **Bild**.

* Die Dehnung 30 bis 60 Sekunden halten, dann langsam lösen.

Taillentwist

Zieht die schrägen Bauchmuskeln in Form, mobilisiert die Wirbelsäule.

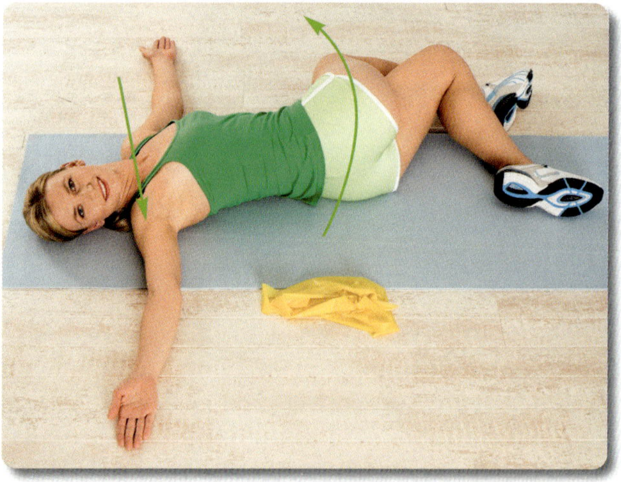

So geht's:

- Auf den Rücken legen. Knie heranziehen und das rechte über das linke Bein legen. Arme seitlich neben dem Körper auf Schulterhöhe ausstrecken.
- Po anheben, etwas nach rechts setzen und die Knie langsam nach links kippen lassen. Kopf nach rechts drehen und Schultern möglichst auf dem Boden liegen lassen **Bild**.

* Dehnung 30 bis 60 Sekunden halten, langsam lösen und Seite wechseln.

Balancepull

Stabilisiert, mobilisiert und stärkt den oberen Rücken, die Rückenstrecker, den Bauch und das Gesäß.

So geht's:

- Stehen Sie aufrecht. Nehmen Sie das Band doppelt und fassen Sie es mit beiden Händen. Arme auf Schulterhöhe halten, die Arme sind etwa schulterbreit geöffnet.
- Rücken- und Bauchspannung aktivieren und den Kopf in Verlängerung der Wirbelsäule halten. Gewicht langsam auf das rechte Bein verlagern und das linke Knie bis auf Hüfthöhe anheben, dabei die Hüftgelenke auf gleicher Höhe halten **A**.
- Neigen Sie den Oberkörper langsam nach vorne. Gleichzeitig das linke Knie abgewinkelt neben das rechte führen und das Band gleichmäßig auseinanderziehen, den Blick zum Boden richten **B**.
- Zurück in die Ausgangsposition kommen, dann nächste Wiederholung anschließen.

✱ Mit beiden Beinen 3 Sätze mit 10 bis 12 Wiederholungen.

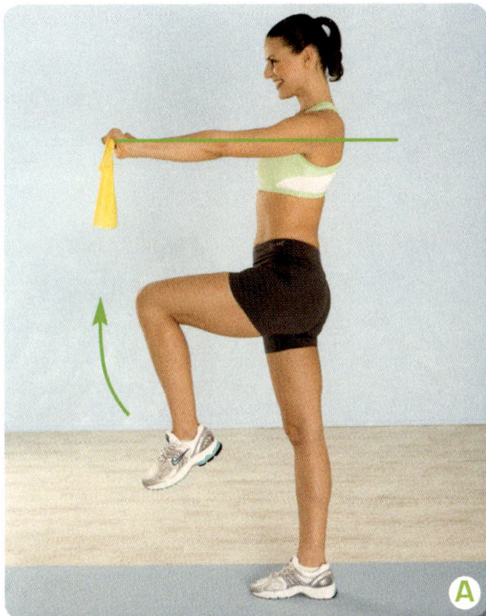

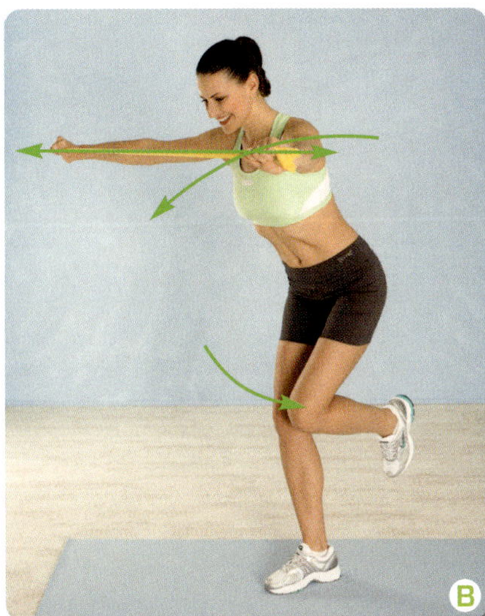

So wird's schwieriger

Intensivieren Sie die Übung, indem Sie sich mit dem Standbein auf ein zusammengefaltetes Handtuch oder eine dicke Gymnastikmatte stellen. Der Untergrund wird dadurch instabiler, und die Muskeln werden stärker gefordert.

Seitenkick

Mobilisiert die Wirbelsäule, stabilisiert den oberen Rücken.

Mehr Effekt

Achten Sie während der gesamten Übung darauf, dass die Knie nebeneinander bleiben. Kontrollieren Sie dies, wenn möglich, im Spiegel!

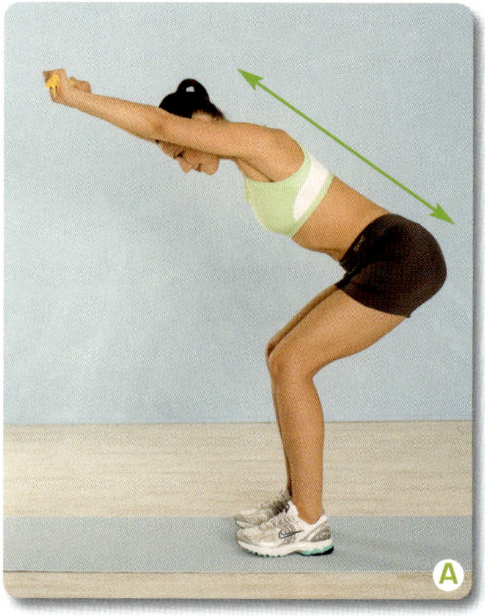

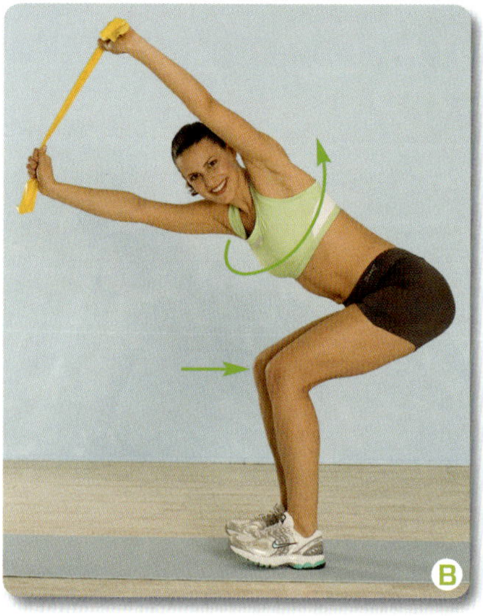

So geht's:

- Öffnen Sie die Füße etwa hüftweit und richten Sie den Rücken Wirbel für Wirbel auf. Das Thera-Band doppelt nehmen und schulterbreit fassen.
- Strecken Sie die Arme nach oben aus und senken Sie die Schulterblätter nach hinten und unten. Po weit nach hinten schieben und die Knie beugen. Blick zum Boden richten **A**.
- Drehen Sie den Oberkörper langsam aus der Taille heraus nach links, bis Sie ganz unter dem linken Arm durchsehen können **B**.
- Zurück zur Mitte und Drehung nach rechts machen.

* 3 Sätze mit 20 bis 25 Wiederholungen im Wechsel.

Seitenfit

Mobilisiert, dehnt und kräftigt den gesamten Rücken sowie die Schulterpartie.

So geht's:

- Setzen Sie sich mittig auf das Band und greifen Sie beide Enden mit den Händen. Beine etwas öffnen und Fußsohlen fest auf den Boden drücken. Strecken Sie die Arme nach oben und entspannen Sie die Schultern.
- Schieben Sie dann den linken Arm nach oben und die linke Schulter hoch und neigen dabei den Oberkörper sanft nach links **A**. Dann die linke Schulter senken, gleichzeitig die rechte Schulter hochziehen und den rechten Arm weiter hochschieben, nach rechts neigen **B**.
- Wiederholen Sie die Bewegung in einem gemütlichen, langsamen Tempo.

✱ 3 Sätze mit 20 Wiederholungen im Wechsel.

Genießen Sie es!

Genießen Sie die Übung, denn viele Übungen mit Streckfaktor werden als äußerst angenehm empfunden. Wobei es nicht auf größtmögliche Dehnung ankommt!

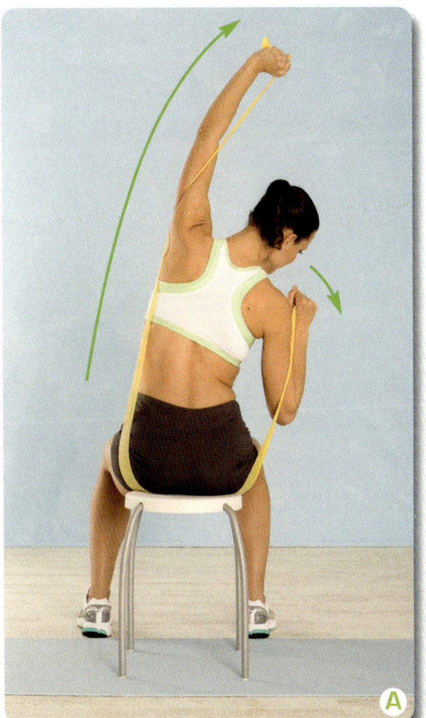

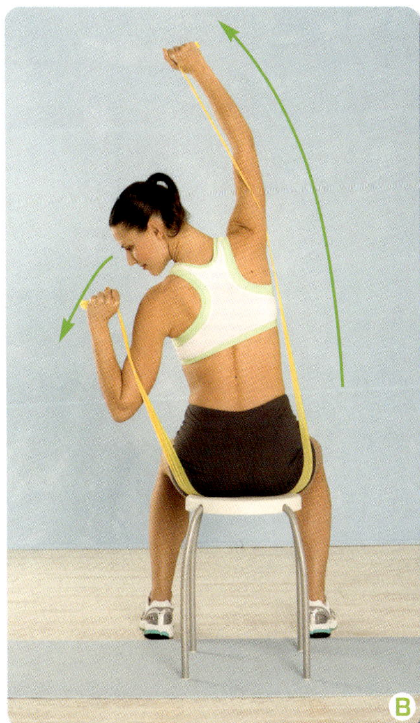

Starker Rücken · 15 Minuten

Bodytwist

Mobilisiert die Wirbelsäule, aktiviert den Bauch und stärkt die Rückenstrecker.

Wenn die Knie zwicken …

Sollten Sie ein Ziehen in den Knien verspüren, legen Sie eine zusammengelegte Decke zwischen Ober- und Unterschenkel. Das reduziert den Druck auf die Knie.

So geht's:

- Kommen Sie in den Fersensitz. Legen Sie das Band mittig unter die Knie und richten Sie den Rücken auf. Bauch und Rücken leicht anspannen. Knie und Fersen geschlossen halten.
- Greifen Sie die Enden des Bandes und heben Sie die Arme nach oben. Die Ellbogen sind leicht gebeugt, das Band führt über die rückwärtige Seite zu den Händen. Drehen Sie den Oberkörper nun zuerst nach links **A**, dann nach rechts **B**.

✱ 3 Sätze mit 20 Wiederholungen im Wechsel.

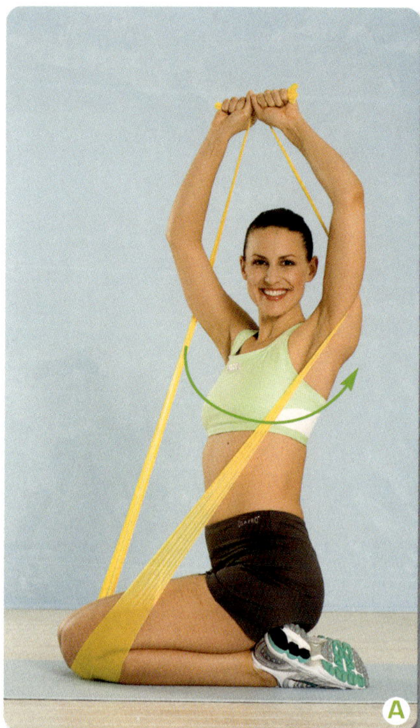

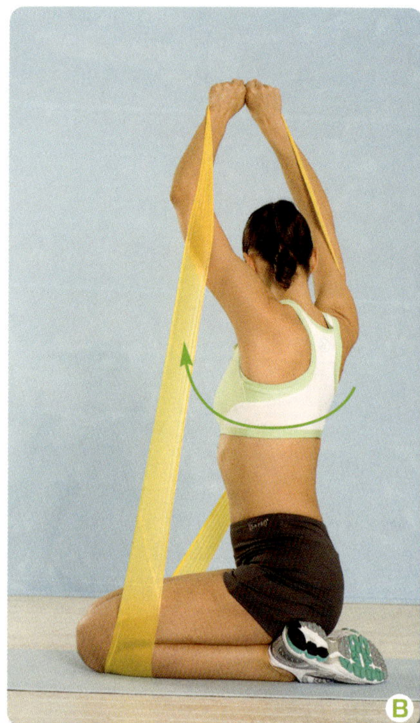

Beinlang

Dehnt den gesamten Rücken und die Beinrückseiten.

So geht's:

- Setzen Sie sich aufrecht auf den Boden, die Beine geschlossen halten. Zehenspitzen anziehen, den Nabel zur Wirbelsäule ziehen und die Schultern entspannen.
- Schlingen Sie das Band um die Füße und neigen Sie den Oberkörper so weit wie möglich über die Beine nach vorne **Bild**. Das Band unterstützt die Vorwärtsbewegung.

✱ Maximale Dehnung 30 bis 60 Sekunden halten.

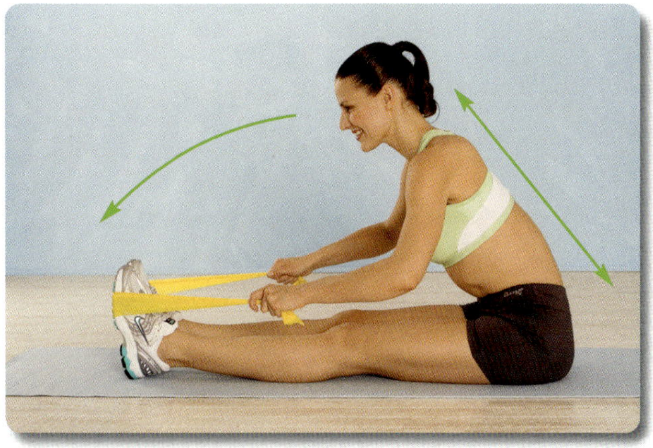

Rückenrund

Mobilisiert und dehnt den Rücken.

So geht's:

- Stehen Sie aufrecht, die Füße etwa hüftbreit geöffnet. Knie beugen, Po nach hinten schieben und das Gewicht auf Mittelfuß und Fersen verteilen.
- Mit den Armen von außen die Kniekehlen umgreifen und den Rücken runden, Kopf sanft sinken lassen. Oberkörper gegen den Druck der Hände leicht nach oben ziehen **Bild**.

✱ 30 bis 60 Sekunden halten, langsam lösen.

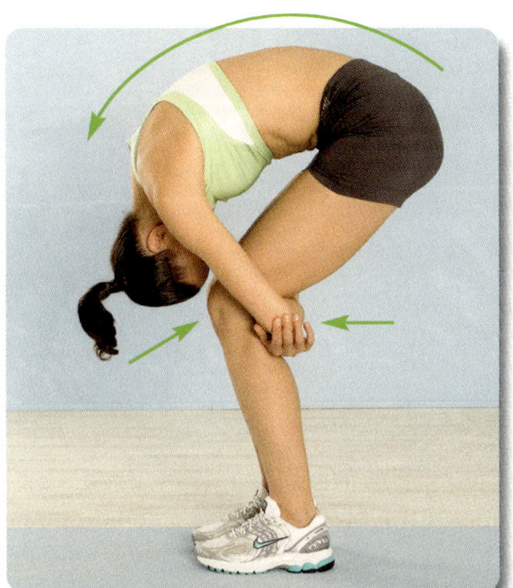

Schenkelstabil

Strafft und stärkt die Oberschenkelvorderseite, den Rücken und die Core-Muskeln.

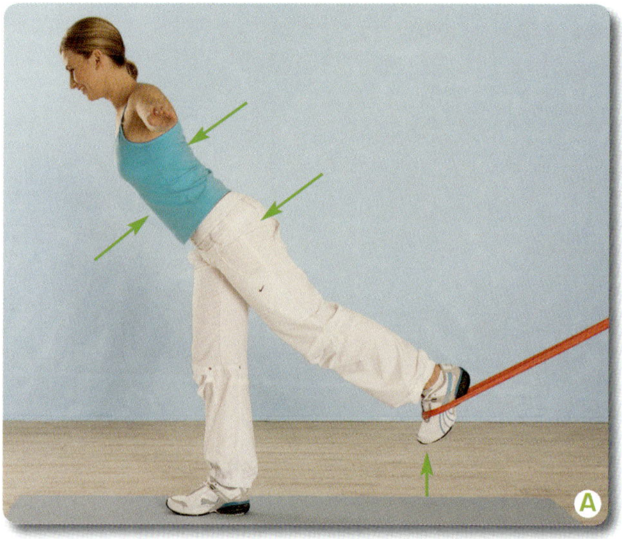

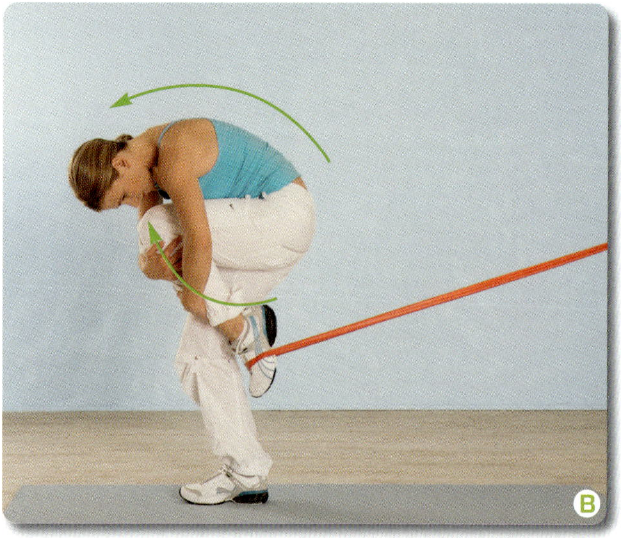

So geht's:

- Knoten Sie das Band zu einer großen Schlinge und klemmen Sie es unter der Tür ein. Stehen Sie mit dem Rücken zur Tür und stecken Sie den linken Fuß in die Schlinge.
- Machen Sie mit rechts einen großen Ausfallschritt nach vorne. Verlagern Sie das Gewicht auf das rechte Bein, Bauch und Rücken dabei aktivieren. Die Arme zu den Seiten ausstrecken.
- Strecken Sie nun das linke Bein in Richtung Tür, das Band ist nun gestrafft. Der linke Fuß berührt den Boden nicht, die Fußspitzen zeigen zum Boden **A**.
- Das linke Knie zur Brust ziehen, gleichzeitig den Rücken runden und das Knie mit den Händen greifen und weiter heranziehen **B**. Bein und Rücken wieder strecken, Arme erneut anheben.

* 3 Sätze mit 10 bis 12 Wiederholungen.

Die Entdeckung der Langsamkeit

Machen Sie die Übung zunächst sehr langsam, um mehr Stabilität zu bekommen. Sollten Sie Probleme mit dem Gleichgewicht haben, ziehen Sie das Knie nicht ganz heran.

Powershift

Kräftigt die gesamte Bein- und Pomuskulatur.

So geht's:

- Verknoten Sie das Band zu einer großen Schlinge und klemmen Sie es auf Hüfthöhe in der Tür ein. Steigen Sie dann in die Schlinge und drehen Sie die linke Körperseite zur Tür.
- Das Band sollte nun straff anliegen.
- Bauch- und Rückenspannung aufbauen und das Gewicht auf das rechte Bein verlagern **A**. Mit einem kleinen, kraftvollen Sprung auf das linke Bein hüpfen **B**.

✱ Auf beiden Seiten 3 Sätze mit 15 bis 20 Wiederholungen.

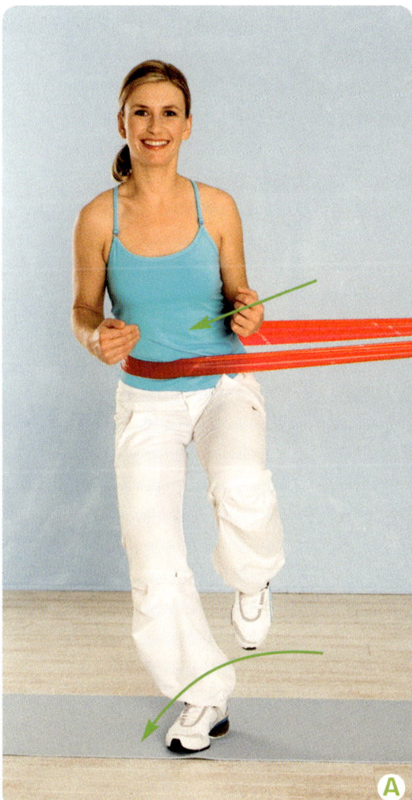

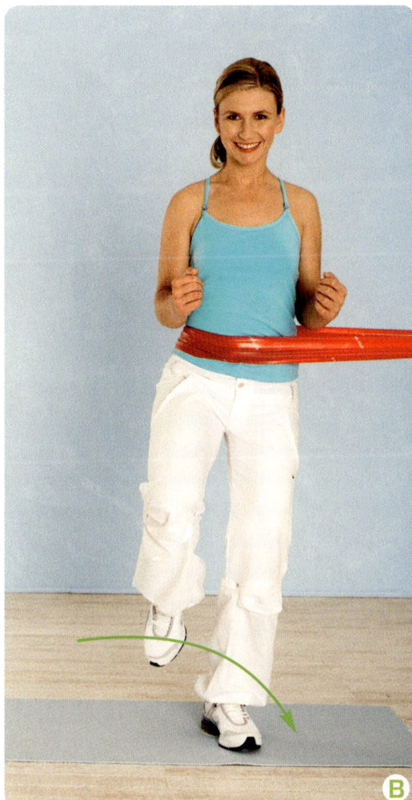

Musik gibt Kraft

Diese und die nächste Übung erfordern Power, um die gewünschte Wirkung zu entfalten. Pushen Sie sich mit entsprechender Musik!

Beine und Po · 30 Minuten

Seitenturbo

Trainiert die Außenseiten der Oberschenkel und den Po.

Den Nacken unterstützen

Um Verspannungen vorzubeugen, sollten Sie den Kopf bei dieser Übung ablegen. Sie können zusätzlich auch ein Handtuch zwischen unteren Arm und Kopf legen.

So geht's:

- Legen Sie sich auf die rechte Seite. Ziehen Sie die Knie nach vorne, Hüfte und Knie bilden einen 90 Grad-Winkel. Mit der linken Hand vor dem Körper abstützen, den rechten Arm anwinkeln und unter den Kopf schieben.
- Beide Enden des Thera-Bandes mit der linken Hand auf dem Boden halten und den linken Fuß in die Schlaufe stecken. Band straffen **A**.
- Linkes Bein in Verlängerung des Oberkörpers langsam ausstrecken **B**, wieder heranziehen.

✱ Auf beiden Seiten 20 bis 25 Wiederholungen.

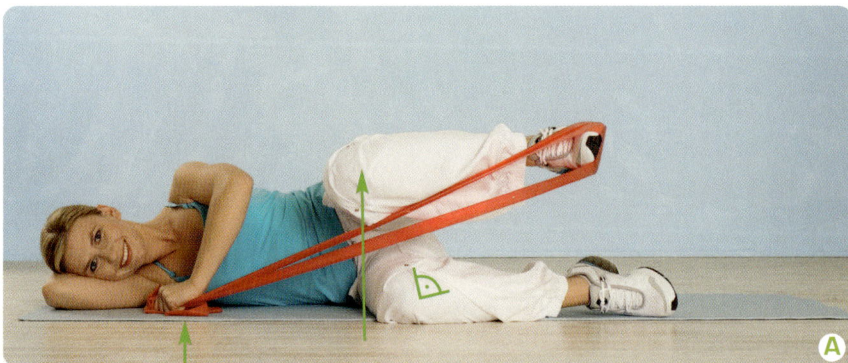

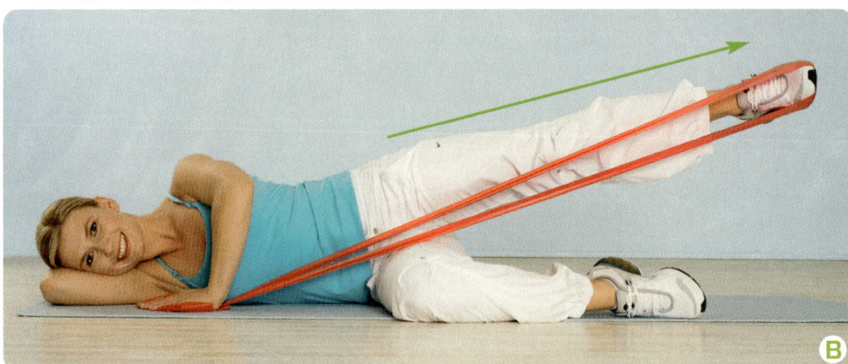

Beckenbrücke

Formt die Oberschenkelrückseite, den unteren Rücken und das Gesäß.

So geht's:

- Legen Sie sich auf den Rücken, den Nacken entspannen und die Wirbelsäule strecken. Das Steißbein nach unten, den Scheitelpunkt nach oben und den Nabel nach innen und oben ziehen. Schultern entspannen.
- Beine anwinkeln und Zehenspitzen anziehen. Thera-Band doppelt nehmen und über die Hüfte legen. Arme links und rechts neben dem Körper ausstrecken und Band auf den Boden drücken. Po und Oberschenkel aktivieren, Po vom Boden lösen **A**.
- Becken anheben, Oberschenkel und Oberkörper liegen auf einer Linie **B**. Becken wieder senken, aber nicht ablegen.

* 3 Sätze mit 12 bis 15 Wiederholungen.

Bauchspannung halten

Achten Sie darauf, vor allem in der Endposition den Nabel zur Wirbelsäule zu ziehen. Das schont den unteren Rücken und macht die Übung effektiver.

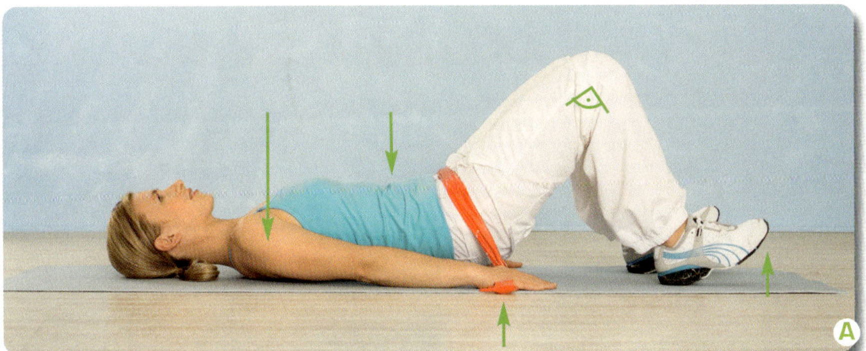

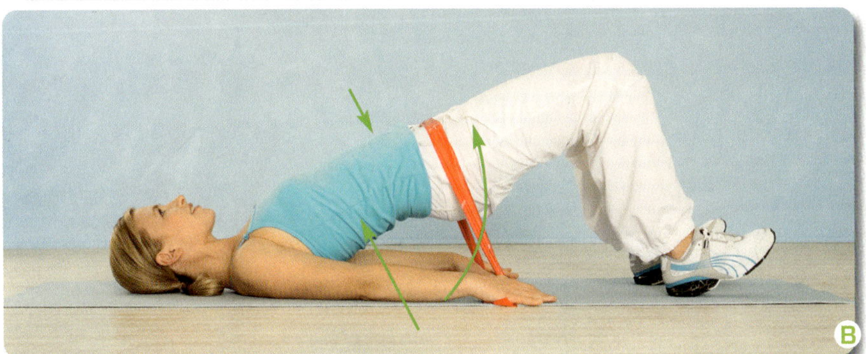

Postärker

Kräftigt Gesäß und Oberschenkel.

Ohne Schwung üben

Machen Sie diese Bewegung sehr kontrolliert. Nehmen Sie sich zum Öffnen der Beine genauso viel Zeit wie zum Schließen!

So geht's:

- Knoten Sie das Band zu einer hüftweiten Schlinge. Band um die Knöchel legen. Legen Sie sich auf den Bauch, Hände unter die Stirn legen und Nabel zur Wirbelsäule ziehen.
- Po und Beine anspannen. Beine vom Boden lösen, die Knie berühren den Boden nicht, das Band ist gestrafft **A**.
- Beine langsam zu den Seiten öffnen, die Fußspitzen zeigen dabei zum Boden **B**. Beine wieder schließen.

* 3 Sätze mit 12 bis 15 Wiederholungen.

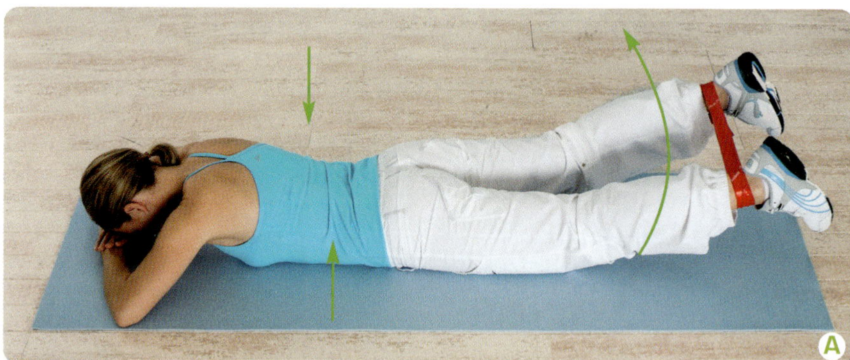

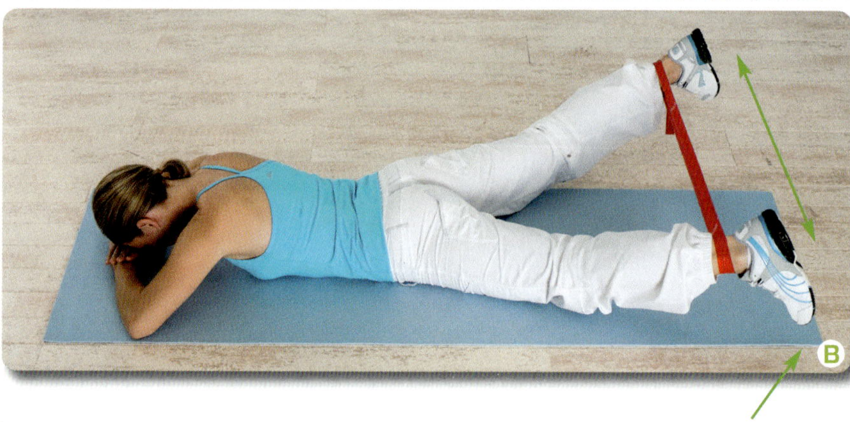

Postretch

Dehnt die Gesäßmuskulatur.

So geht's:

- Legen Sie sich auf den Rücken, Schultern entspannen. Knie zum Körper ziehen und rechtes Fußgelenk auf das linke Knie legen.
- Rechtes Knie locker nach außen kippen lassen. Fassen Sie mit beiden Händen den linken Oberschenkel und ziehen Sie die Beine heran, das Gesäß bleibt dabei auf dem Boden **Bild**.

✱ Dehnung 20 bis 30 Sekunden halten, lösen und Seite wechseln.

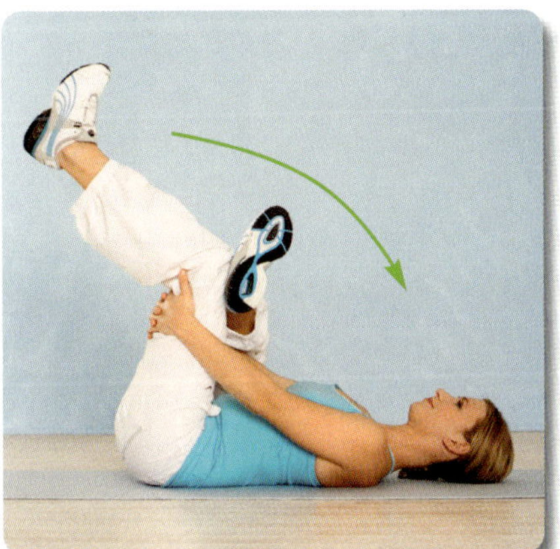

Schenkellang

Dehnt die Vorderseiten der Oberschenkel und die Hüftbeuger.

So geht's:

- Band zu einer schulterbreiten Schlinge knoten. Legen Sie sich auf den Bauch, Beine geschlossen halten und Bauch aktivieren.
- Linke Hand unter die Stirn schieben. Mit der rechten Hand die Schlinge fassen und nach hinten führen, rechtes Bein beugen und Fußrücken in die Schlaufe legen.
- Hüfte fest auf den Boden drücken. Mit dem rechten Fuß gegen das Band drücken und Oberschenkel vom Boden lösen **Bild**.

✱ Dehnung 20 bis 30 Sekunden halten, lösen und Seite wechseln.

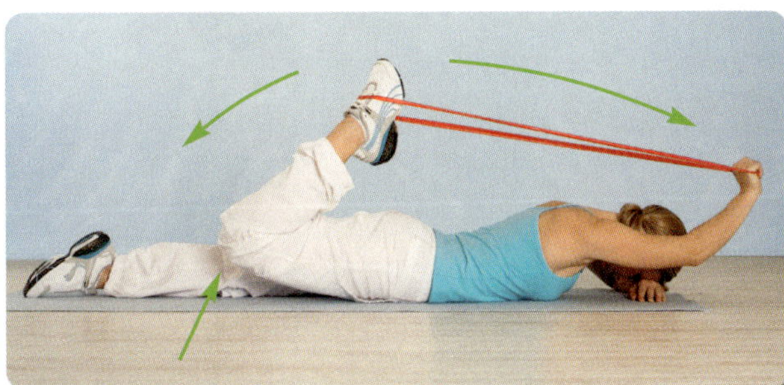

Beindehnung

Dehnt die Beine straff und schlank.

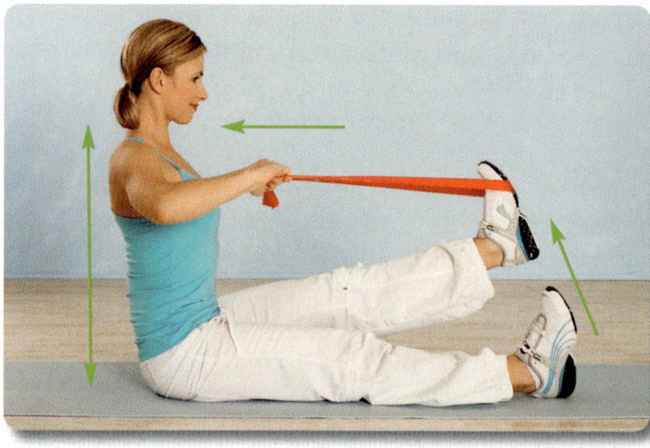

So geht's:

- Setzen Sie sich aufrecht auf den Boden, das Thera-Band zu einer kleinen Schlinge verknoten. Rücken und Bauch aktivieren, Kopf in Verlängerung der Wirbelsäule halten.
- Schlinge um den linken Fuß legen und Bein anheben so hoch, wie es möglich ist. Mit den Armen das Bein weiter hochziehen **Bild**.

✱ Dehnung 20 bis 30 Sekunden halten, lösen und Seite wechseln.

Bodytwist

Dehnt den Po, mobilisiert die Wirbelsäule.

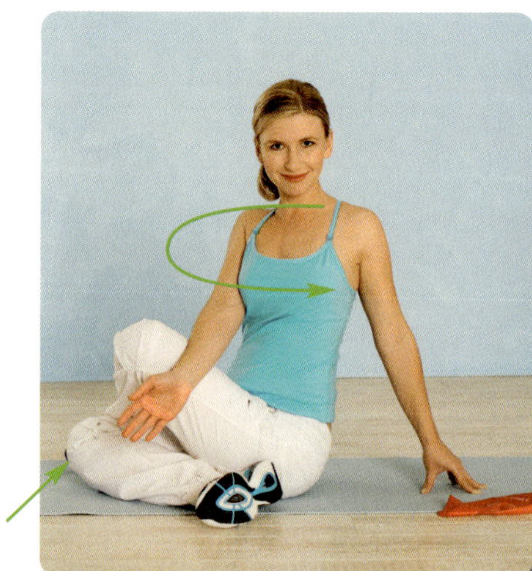

So geht's:

- Auf den Boden setzen, Rücken gerade halten. Beine ausstrecken. Linken Fuß an die Außenseite des rechten Knies setzen und rechten Fuß nach links einschlagen.
- Auf beiden Gesäßhälften sitzen, Rücken gerade halten und den rechten Arm über das linke Knie legen. Oberkörper erneut aufrichten und so weit wie möglich nach links drehen **Bild**.

✱ 20 bis 30 Sekunden halten, lösen und zur anderen Seite wiederholen.

Bizepspower

Strafft die Vorderseiten der Oberarme.

So geht's:

- Machen Sie mit dem rechten Bein einen kleinen Ausfallschritt nach vorne. Stellen Sie sich mit dem rechten Fuß mittig auf das Band, die Knie leicht beugen. Beide Enden des Bandes mit den Händen fassen.
- Arme locker neben dem Körper hängen lassen und Handinnenseiten nach vorne drehen. Schultern entspannt nach unten sinken lassen, Rücken aufrichten **A**.
- Die Arme beugen und die Hände in Richtung Schultergelenke bis 20 Zentimeter vor dem Körper nach oben heben **B**. Arme wieder senken, nicht ganz durchstrecken.

✱ 3 Sätze mit 25 bis 30 Wiederholungen.

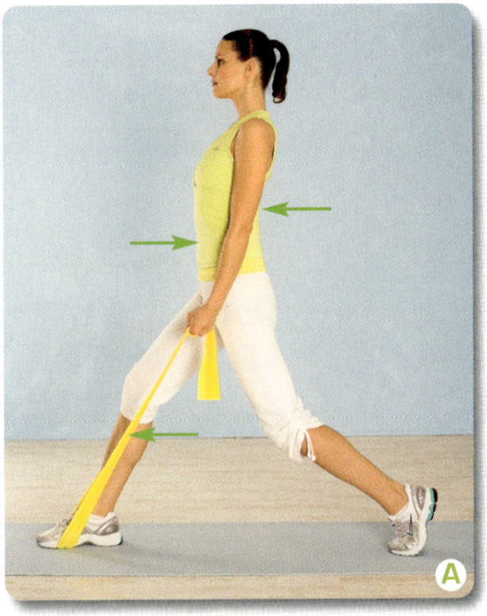

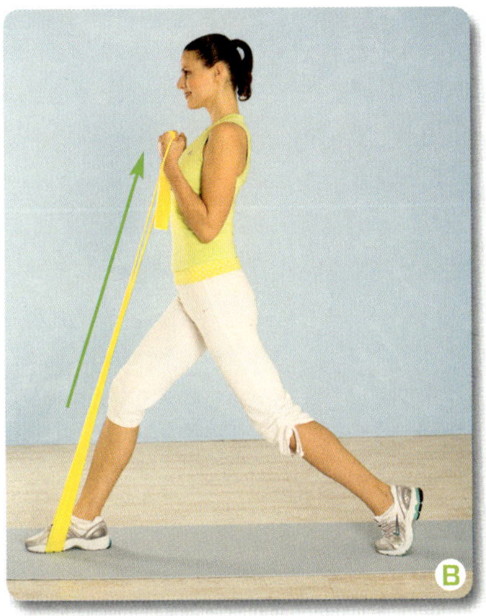

Die Gelenke schonen

Halten Sie die Handgelenke während der gesamten Übung gerade. Das aktiviert die Armmuskeln, und die Gelenke werden nicht unnötig belastet.

Trizepspush

Stärkt die Rückseiten der Oberarme.

Bauchspannung bewahren

Versuchen Sie, während der gesamten Übung den Bauch leicht anzuspannen, indem Sie den Nabel nach innen und zu den Rippen nach oben ziehen!

So geht's:

- Öffnen Sie die Beine etwa hüftbreit, Füße auf das Band stellen. Zehenspitzen zeigen nach vorne.
- Greifen Sie die Enden mit den Händen. Rücken aufrichten, den Bauch leicht anspannen.
- Po nach hinten schieben, Knie leicht beugen. Kopf in Verlängerung der Wirbelsäule halten. Hände zu den Schultern und Ellbogen eng am Körper nach hinten ziehen **A**.
- Bauch fester anspannen, Ellbogen bewusst ruhig halten und Arme langsam nach hinten ausstrecken **B**. Wieder beugen.

✱ 3 Sätze mit 15 bis 20 Wiederholungen.

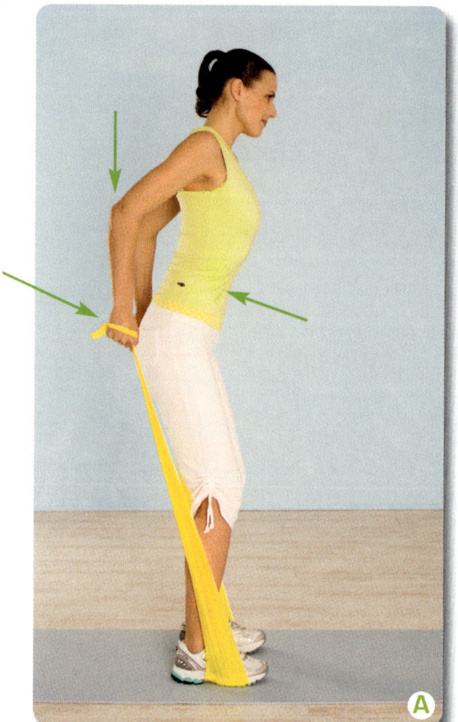
A

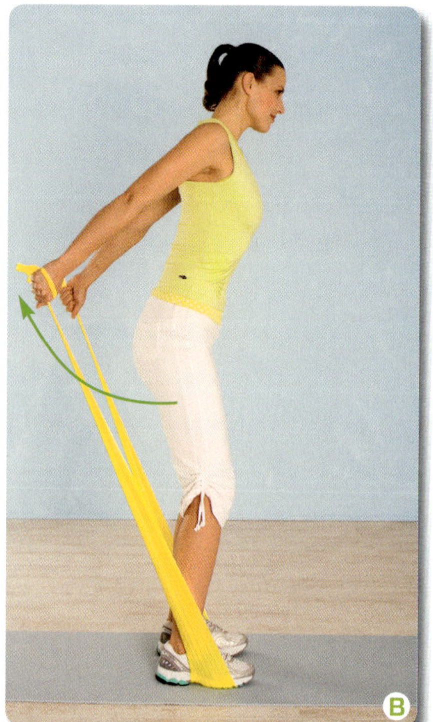
B

Schulterkick

Formt die Schultern, stärkt den Bizeps.

So geht's:

- Machen Sie mit dem rechten Bein einen großen Ausfallschritt nach vorne und stellen Sie den rechten Fuß mittig auf das Band. Beide Enden mit den Händen fassen. Linke Ferse anheben und Hüftgelenke parallel ausrichten. Knie leicht beugen.
- Arme anwinkeln und Ellbogen eng am Körper nach hinten ziehen. Der Winkel zwischen Unter- und Oberarm beträgt 90 Grad **A**.
- Schieben Sie nun den Oberarm und Ellbogen bis auf Schulterhöhe nach oben; der Winkel im Arm verändert sich dabei nicht **B**. Wieder senken.

* 3 Sätze mit 15 bis 20 Wiederholungen.

Exakt üben

Die richtige Ausführung ist bei dieser Übung besonders wichtig. Geben Sie Ihren Bewegungen immer einen Anfangs- und Endpunkt.

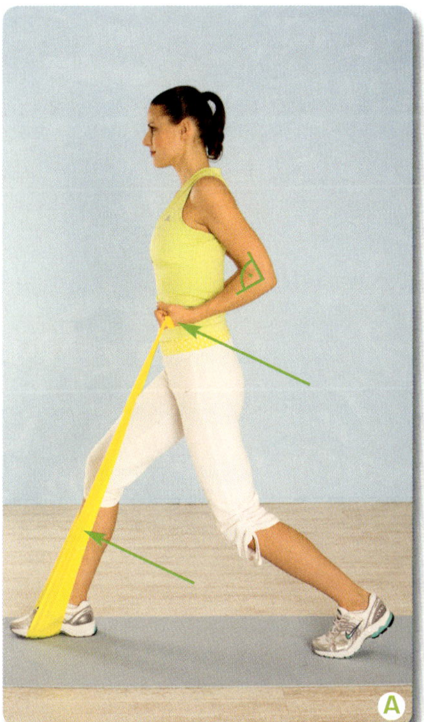

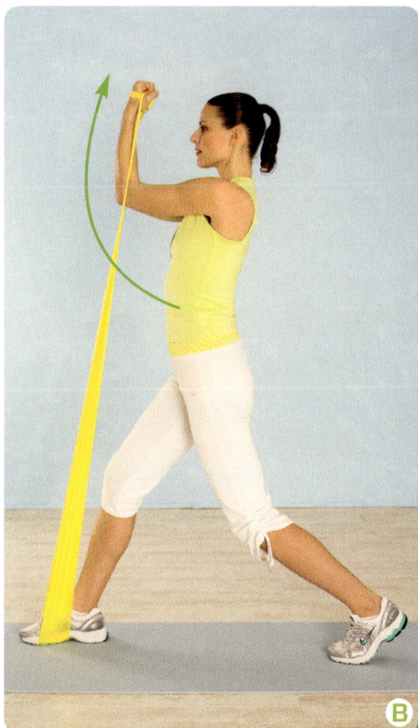

Armlift

Kräftigt die obere Schulterpartie.

Die Richtung macht's

Achten Sie darauf, das Band richtig zu wickeln. Nur wenn die Richtung stimmt, aus der das Band kommt, ist auch die Effektivität der Bewegung gesichert.

So geht's:

- Machen Sie mit dem rechten Bein einen Ausfallschritt und stellen Sie den rechten Fuß auf ein Ende des Bandes. Das Band innen um den linken Oberschenkel nach außen führen und am Unterarm knapp unterhalb des Ellbogens nach innen wickeln. Dann von hinten nach vorne knapp oberhalb des Ellbogens um den Oberarm wickeln und das Ende in die linke Hand nehmen.
- Linke Ferse anheben, Rücken gerade halten. Rechte Hand an der Taille abstützen. Den linken Unterarm knapp vor dem Oberkörper halten, der Winkel zwischen Ober- und Unterarm beträgt 90 Grad **A**.
- Linken Ellbogen heben und vor die linke Schulter nach vorne ziehen **B**. Wieder absenken.

* Auf beiden Seiten 3 Sätze mit 12 bis 15 Wiederholungen.

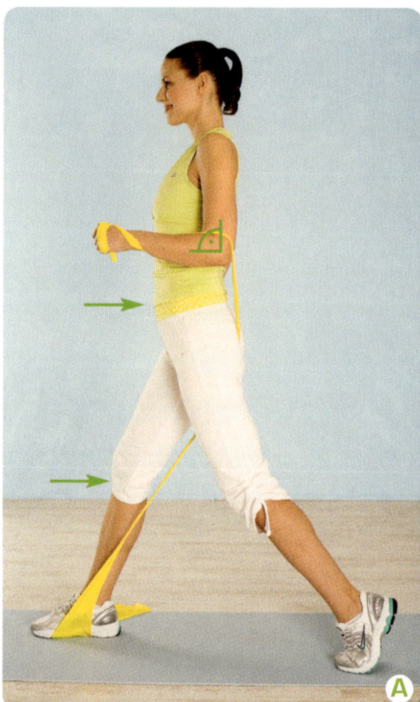

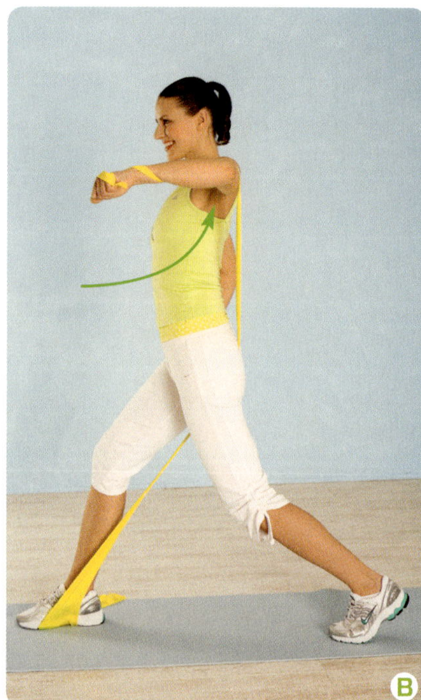

Frontheber

Trainiert Schultern, oberen Rücken, Beine und Po.

So geht's:

- Stehen Sie aufrecht, die Füße hüftweit öffnen. Stellen Sie sich mittig auf das Band und greifen Sie die Enden mit den Händen.
- Verlagern Sie das Gewicht auf Mittelfuß und Ferse, den Po nach hinten schieben und die Knie beugen. Den Oberkörper gerade nach vorne neigen, bis er mit den Oberschenkeln einen 90-Grad-Winkel bildet. Das Band straffen **A**.
- Oberkörper anspannen, Schultern senken und Arme schulterweit geöffnet bis auf Schulterhöhe anheben **B**. Wieder senken.

* 3 Sätze mit 12 bis 15 Wiederholungen.

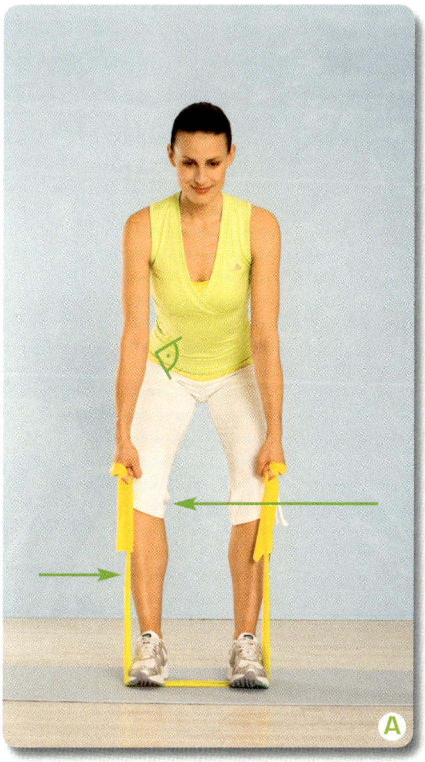

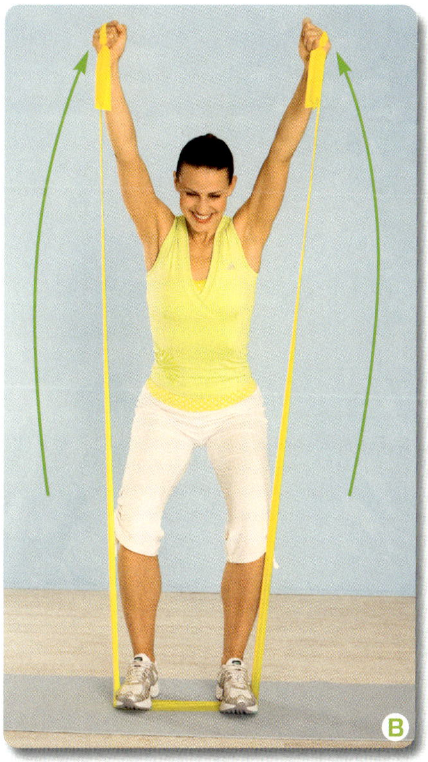

Beckenboden anspannen

Versuchen Sie, den Beckenboden während der gesamten Übung anzuspannen. Das intensiviert die Spannung in Bauch und Rücken und schützt die Wirbelsäule.

Arme und Schultern · 30 Minuten

Seitenturn

Stärkt den oberen Rückenbereich, fordert die Schultern.

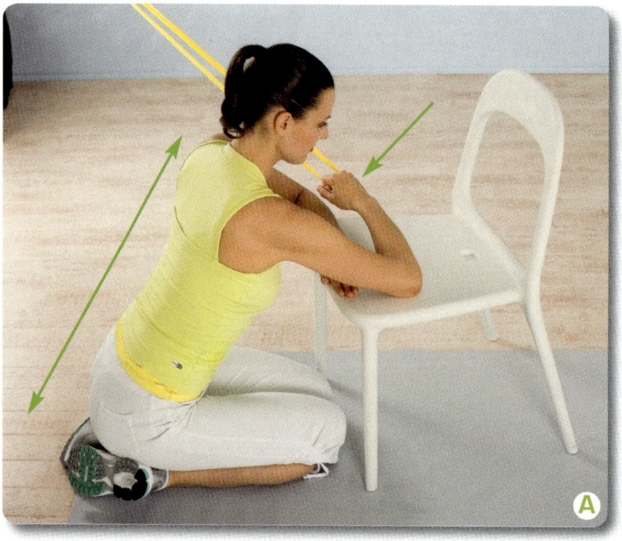

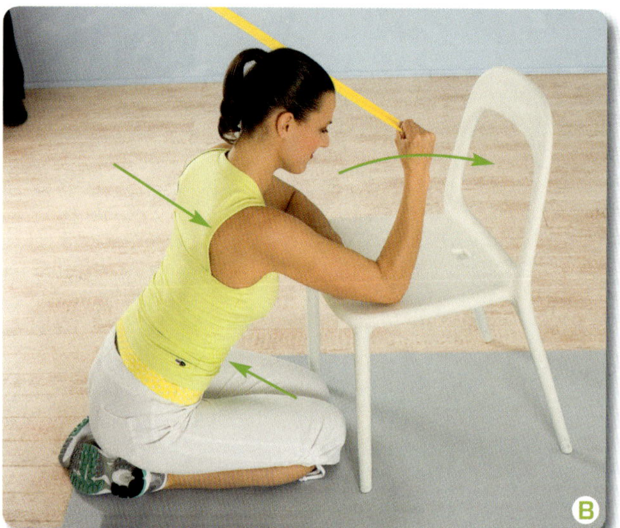

So geht's:

- Theraband auf Hüfthöhe in einer Tür festklemmen. Einen Stuhl so positionieren, dass Sie das Band von links kommend mit der rechten Hand greifen können. Setzen Sie sich im Fersensitz vor den Stuhl, den Rücken gerade halten. Bauch und Rücken leicht anspannen, linken Unterarm locker vor der Brust auf der Sitzfläche ablegen. Band mit der rechten Hand fassen und knapp über der Sitzfläche des Stuhls halten, Ellbogen liegt auf dem Stuhl auf **A**.
- Hand anheben und Unterarm so weit wie möglich nach rechts ziehen, Ellbogen bleibt auf dem Stuhl **B**.

* Je Seite 3 Sätze mit 20 bis 25 Wiederholungen.

Bauch fest!

Achten Sie auf eine intensive Bauchspannung, um den größtmöglichen Effekt zu erzielen. Sie können die Übung auch im Sitzen machen, was Ihnen die Kontrolle der Bewegung erleichtert.

Bizepsdehnung

Zieht die Armvorderseiten lang.

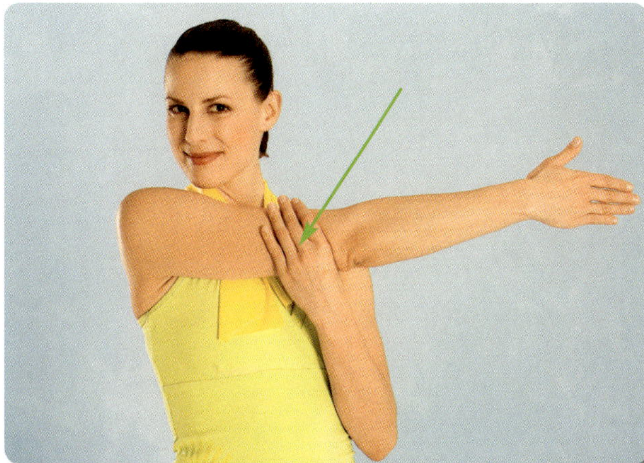

So geht's:

- Stehen Sie gerade, aktivieren Sie Bauch und Rücken. Schultern senken.
- Rechten Arm nach vorne strecken, die linke Hand oberhalb des Ellbogens an den rechten Arm legen und den rechten Arm nach links dehnen **Bild**.

✱ Dehnung 20 bis 30 Sekunden halten, langsam lösen und Seite wechseln.

Trizepsdehnung

Dehnt die Armrückseiten.

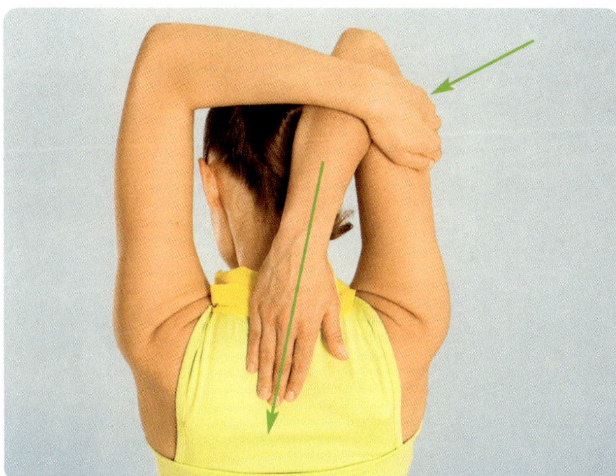

So geht's:

- Aufrecht stehen, Bauch und Rücken aktivieren. Arme neben dem Kopf nach oben ausstrecken.
- Rechte Hand zwischen die Schulterblätter absenken. Mit der linken Hand den rechten Oberarm oberhalb des Ellbogens fassen und die Dehnung mit sanftem Druck unterstützen **Bild**.

✱ Dehnung 20 bis 30 Sekunden halten, lösen und Seite wechseln.

Knielift

Kräftigt den Rücken, fordert die tief liegenden Rumpfmuskeln, stärkt die Beine.

Leichter und schwerer

Leichter geht es, wenn Sie die beiden Enden des Bandes mit der einen Hand greifen und sich mit der anderen Hand an einer Stuhllehne oder einer Wand abstützen. Intensivieren Sie die Übung, indem Sie ein zusammengelegtes Handtuch unter den vorderen Fuß legen, um die Core-Muskeln besonders zu fordern.

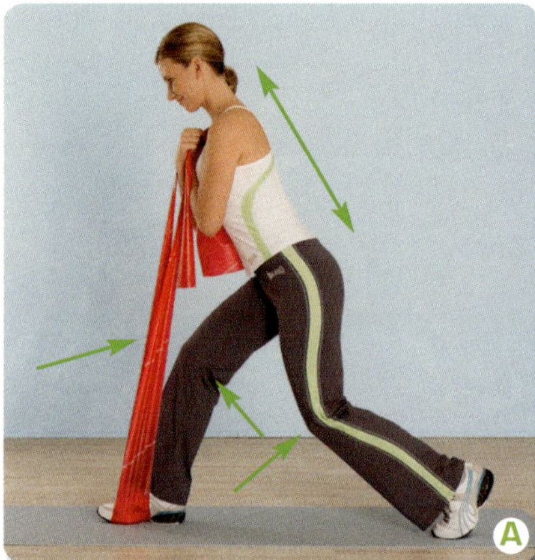

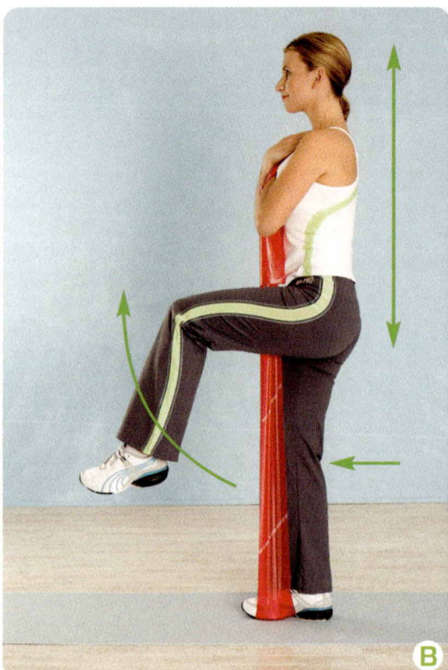

So geht's:

- Machen Sie mit dem rechten Bein einen großen Ausfallschritt nach vorne und stehen Sie mittig auf dem Band. Die Enden des Bandes mit den Händen fassen, Band straffen.
- Oberkörper leicht anspannen und die Hände auf Höhe des Brustbeins halten. Knie leicht beugen, Oberkörper minimal nach vorne neigen **A**.
- Mit dem linken Fuß leicht abdrücken und den Oberkörper aus dem rechten Oberschenkel und dem Rücken heraus aufrichten. Das rechte Bein strecken und linkes Knie auf Hüfthöhe nach vorne ziehen **B**.

* Auf beiden Seiten 3 Sätze mit 12 bis 15 Wiederholungen.

Legcurl

Strafft die Beinrückseiten, formt den Po.

So geht's:

- Thera-Band zu einer schulterweiten Schlinge knoten und um die Fußgelenke legen. Knie beugen. Fußspitzen und Knie zeigen diagonal nach außen, Oberkörper aufrichten, Blick nach vorne richten. Hände an der Hüfte abstützen **A**.
- Das Gewicht dynamisch nach rechts verlagern, dabei den Abstand der Knie beibehalten und die linke Ferse zum Po ziehen **B**.
- Zurück in die Grätsche kommen, Bewegung zur anderen Seite wiederholen.

✱ 3 Sätze mit 30 Wiederholungen im Wechsel.

Ruhig halten

Versuchen Sie, bei dieser Bewegung nicht zu federn, also keine unnötigen Bewegungen zu machen.

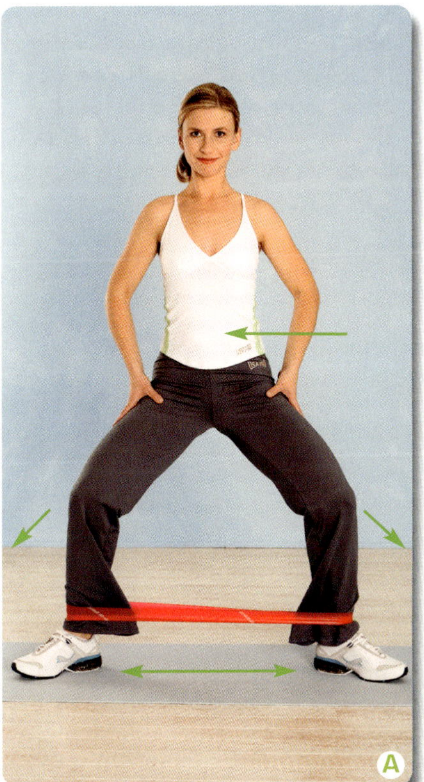

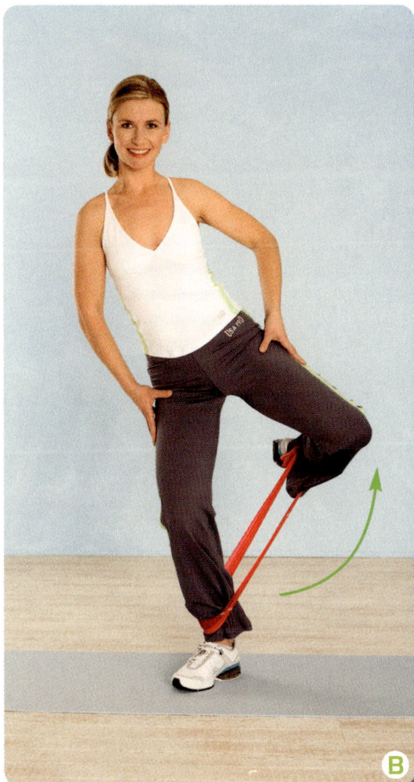

Sidepush

Trainiert die Oberschenkelseiten und den Po.

Hüfte ruhig halten

Aufgepasst: Das Becken soll bei dieser Übung weder vor, zurück oder seitlich kippen. Die Bewegung ist nur dann effektiv, wenn die Hüfte ganz stabil bleibt.

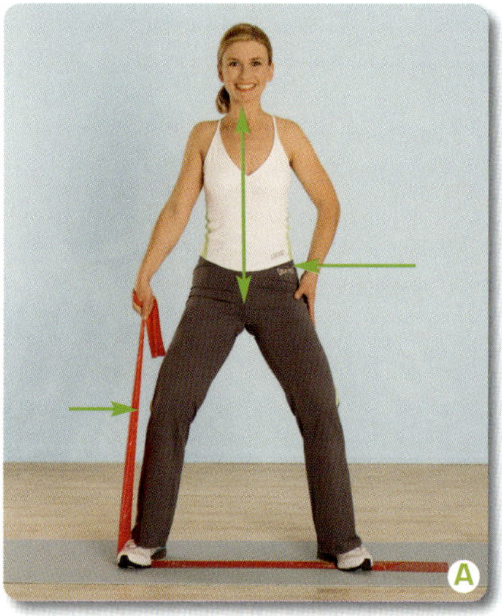

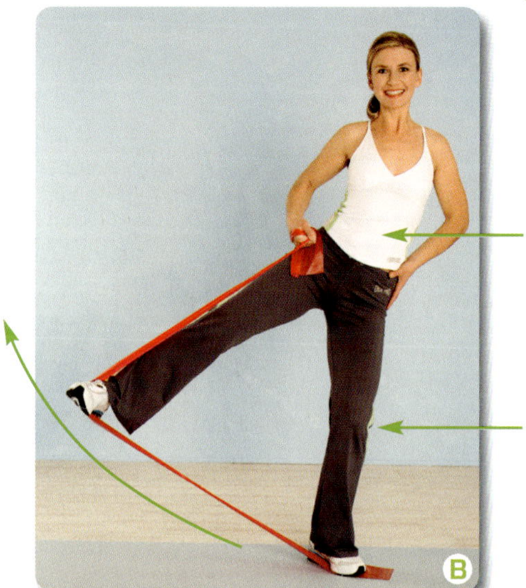

So geht's:

- Stellen Sie sich mit beiden Füßen auf ein Ende des Bandes. Beine weit grätschen, den Oberkörper aufrichten und das andere Ende des Bandes mit der rechten Hand greifen. Knie beugen, Fußspitzen und Knie nach außen drehen. Linke Hand an der Hüfte abstützen **A**.
- Gewicht nach links verlagern, linkes Knie bleibt gebeugt. Rechtes Bein seitlich abspreizen, Hüfte nicht anheben. Bein nur so weit anheben, wie es ohne Bewegung der Hüfte möglich ist **B**.
- Bein senken, nicht abstellen und nächste Wiederholung anschließen.

✱ Auf beiden Seiten 3 Sätze mit 12 bis 15 Wiederholungen.

Bodystretch

Strafft Po und Beine, kräftigt Rücken und Arme.

So geht's:

- Stehen Sie aufrecht, den Rücken strecken. Bauch leicht anspannen, Schulterblätter senken und Kopf in Verlängerung der Wirbelsäule halten.
- Thera-Band mit beiden Händen fassen und mittig um den linken Fuß schlingen. Knie beugen, Gewicht auf die Fersen verlagern, Po nach hinten schieben. Oberkörper aus der Hüfte heraus nach vorne neigen. Das Gewicht nach rechts verlagern, den linken Fuß vom Boden lösen, die Arme zum Boden strecken und das Band straff halten **A**.
- Oberkörper weiter nach vorne neigen, linkes Bein ohne die Hüfte zu kippen nach hinten strecken und Arme leicht nach vorne ziehen **B**.

* 3 Sätze mit 8 bis 10 Wiederholungen.

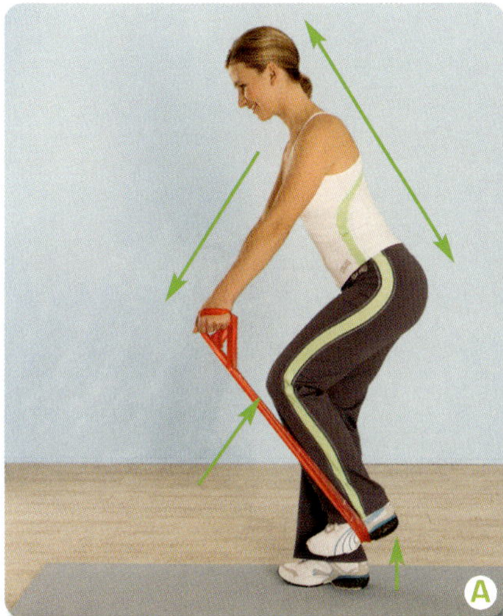
A

Rücken strecken

Um die Wirbelsäule zu schützen, ist ein gestreckter Rücken hier besonders wichtig.

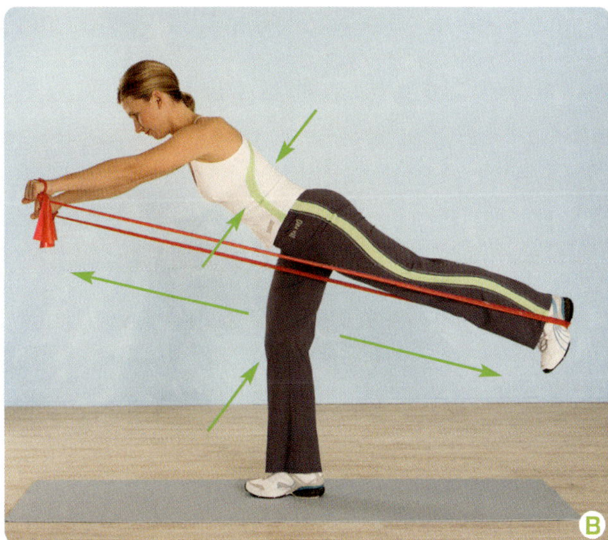
B

Bauch, Beine, Po · 60 Minuten

Hipkick

Strafft Hüften, Taille und seitliche Bauchmuskeln.

Balance bewahren

Überprüfen Sie die Ausführung der Übung am besten im Spiegel: Bewegt sich das Bein, darf sich die Schulter zur Seite, aber nicht nach vorne bewegen.

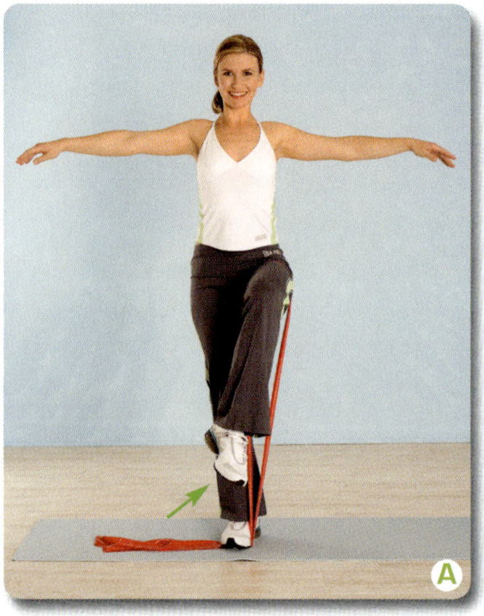

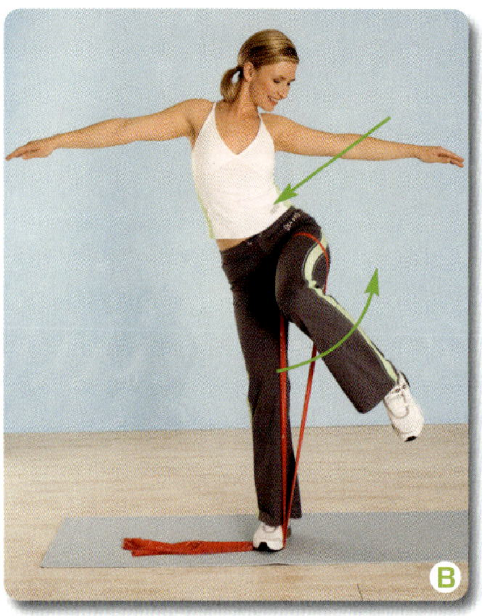

So geht's:

- Stehen Sie aufrecht, Bauch und Rücken leicht anspannen. Stellen Sie den rechten Fuß auf beide Bandenden. Legen Sie die Schlaufe über den linken Oberschenkel in die Hüftbeuge, linkes Bein anwinkeln und fast bis auf Hüfthöhe anheben. Arme locker seitlich ausstrecken **A**.
- Oberkörper nach links neigen und die linke Gesäßhälfte seitlich anheben **B**. Oberkörper wieder aufrichten, Fuß senken, aber nicht abstellen.

Auf beiden Seiten 3 Sätze mit 10 bis 12 Wiederholungen.

Schenkelpush

Formt die Innenschenkel der Beine.

So geht's:

- Stehen Sie aufrecht, Bauch und Rücken leicht anspannen. Mit dem rechten Fuß mittig auf dem Band stehen, ein Ende mit der rechten Hand greifen und Band straffen.
- Gewicht nach links verlagern, rechten Fuß vom Boden lösen und nach vorne strecken. Den Fuß in das Band legen und das rechte Bein vor dem linken kreuzen, Zehenspitzen anziehen und nach außen kippen lassen **A**.
- Schieben Sie nun den rechten Fuß diagonal so weit nach links oben, wie es ohne Hüftdrehung möglich ist **B**. Wieder senken.

* Auf beiden Seiten 3 Sätze mit 12 bis 15 Wiederholungen.

Aktive Beine

Für eine aufrechte Haltung spannen Sie den Oberschenkel des Standbeins leicht an: Hierfür die Knie leicht beugen und Kniescheibe nach oben ziehen.

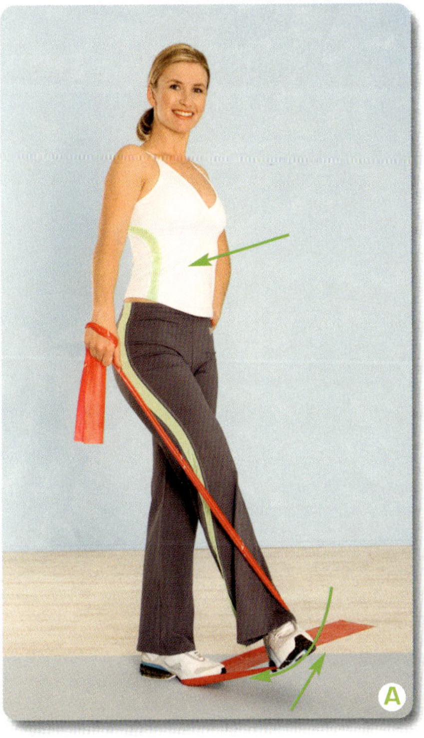

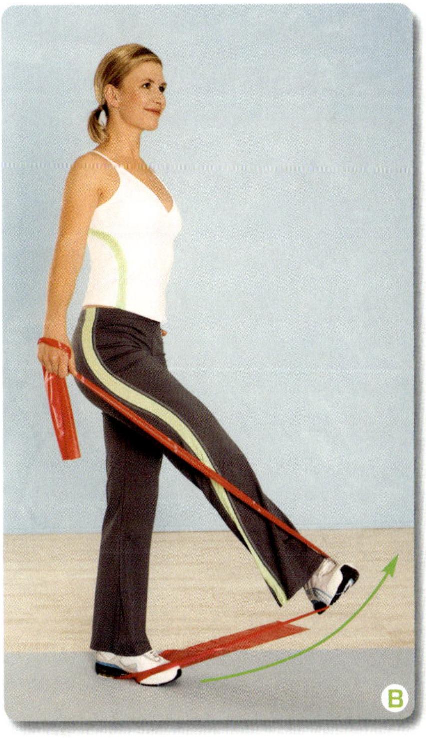

Rückenstraight

Stärkt den Rücken, fordert Beine und Po.

Schräge Variante

Sie können die Übung auch diagonal ausführen. Den Oberkörper dann nicht nach vorne, sondern zur Seite strecken. Mobilisiert die Wirbelsäule und stärkt die schrägen Bauchmuskeln.

So geht's:

- Öffnen Sie die Füße hüftweit und stehen Sie aufrecht. Bauch und Rücken aktivieren, Knie beugen und Po nach hinten schieben.
- Knoten Sie das Band zu einer großen Schlinge und legen Sie es um den oberen Rücken und die Oberschenkelrückseite. Das Band mit beiden Händen festhalten **A**.
- Runden Sie den Rücken, das Kinn zur Brust ziehen **B**. Rücken wieder strecken, Gewicht ruht auf den Fersen.

* 3 Sätze mit 12 bis 15 Wiederholungen.

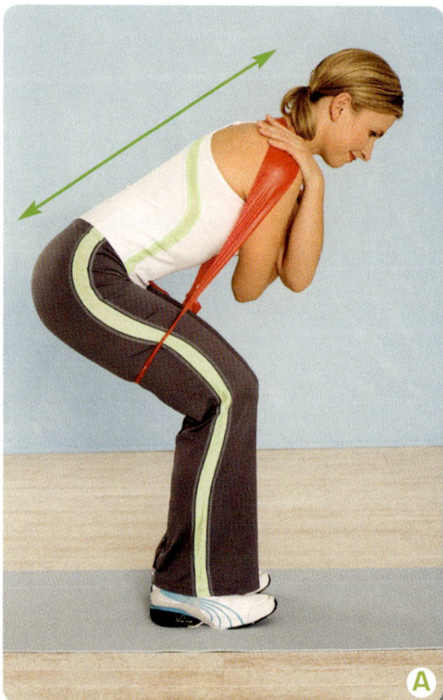

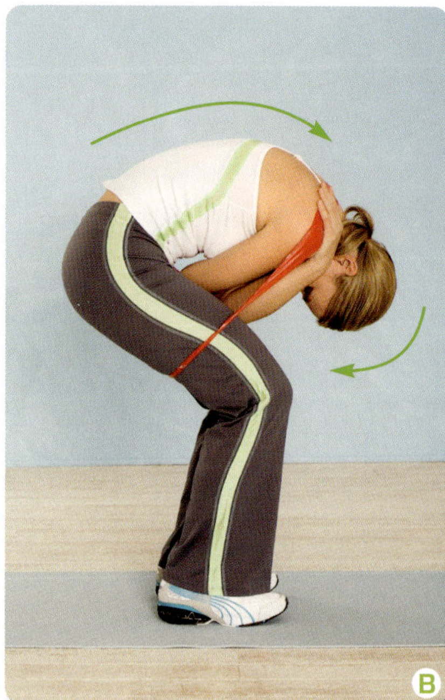

Diagonallift

Trainiert die Rotatoren, die seitlichen Bauchmuskeln und die Arme.

So geht's:

- Grätschen Sie die Beine weit und stehen Sie mit dem rechten Fuß mittig auf dem Thera-Band. Ein Ende bleibt am Boden, das andere fassen Sie mit der linken Hand.
- Beugen Sie die Knie nur so tief, dass der Winkel in den Knien mehr als 90 Grad beträgt. Knie und Zehenspitzen zeigen diagonal nach außen.
- Richten Sie den Rücken auf und spannen Sie Bauch und Rücken leicht an. Rechte Hand an der Taille abstützen. Strecken Sie die linke Hand zum rechten Fuß aus; das Band sollte nun leicht gestrafft sein **A**.
- Den linken Arm gestreckt in einem weiten Bogen diagonal nach links oben führen, dabei die Beine strecken und der Bewegung mit dem Blick folgen **B**.
- Beugen Sie die Beine wieder, den Arm sinken lassen. Nächste Wiederholung anschließen.

* Auf beiden Seiten 3 Sätze mit 15 bis 20 Wiederholungen.

Schützen Sie Ihre Knie

Strecken Sie in der Endposition die Knie nicht vollkommen durch, damit die Muskeln der Oberschenkel aktiviert und die Kniegelenke nicht unnötig belastet werden.

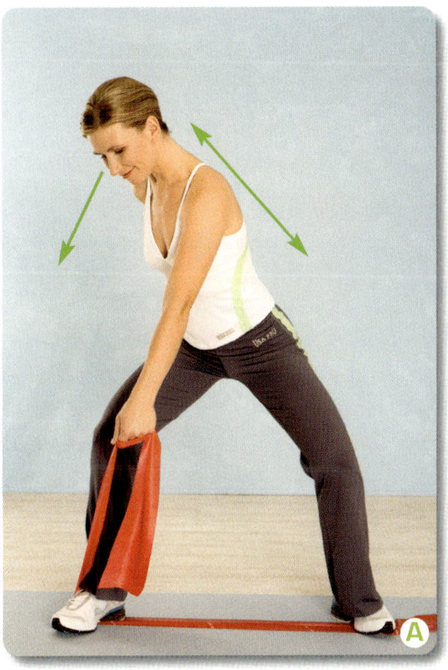

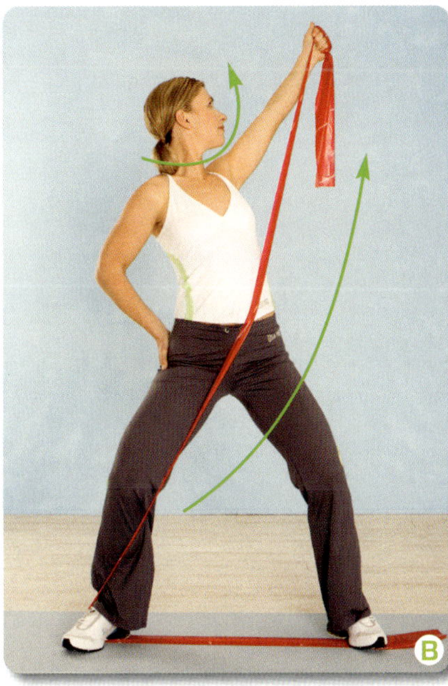

Bauchwippe

Stärkt die tief liegenden Schichten der Bauchmuskulatur.

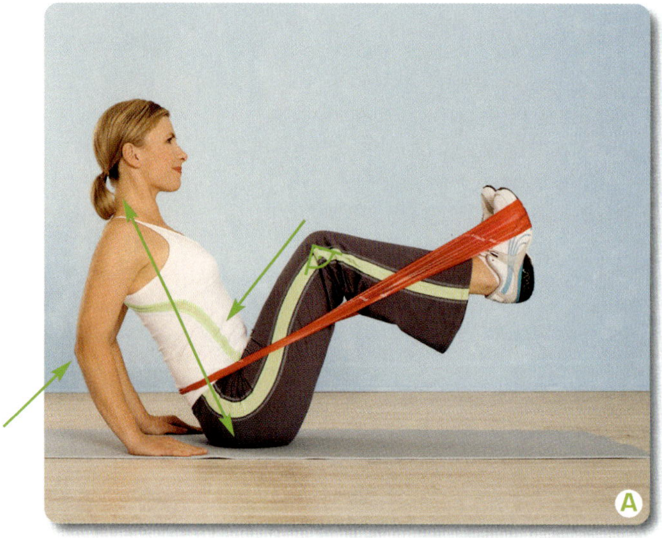

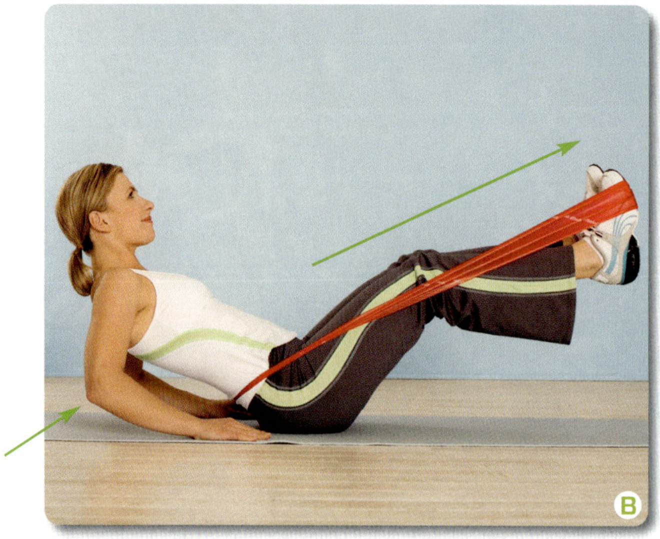

So geht's:

- Setzen Sie sich auf den Boden. Rücken gerade aufrichten und das Thera-Band zu einer großen Schlinge verknoten.
- Legen Sie die Schlinge um die Füße und den unteren Rücken. Mit den Händen hinter dem Rücken abstützen, die Knie anwinkeln und die Beine vom Boden heben. Ellbogen zeigen nach hinten, Fingerspitzen nach vorne **A**.
- Ellbogen beugen, Oberkörper gerade nach hinten senken und gleichzeitig die Beine nach vorne ausstrecken **B**. Knie wieder beugen und anziehen, Oberkörper aufrichten, nächste Wiederholung.

* 3 Sätze mit 10 bis 12 Wiederholungen.

Beckenboden anspannen

Um den unteren Rücken zu schützen, sollten Sie bei dieser Übung unbedingt den Beckenboden anspannen.

Seitenzug

Strafft und formt die schrägen und tief liegenden Bauchmuskeln.

So geht's:

- Verknoten Sie das Band zu einer großen Schlinge und klemmen Sie es auf Schulterhöhe in der Tür ein. Legen Sie sich auf den Rücken, die rechte Körperseite zeigt zur Tür.
- Die Arme seitlich ablegen. Stecken Sie beide Füße durch die Schlaufe, Knie leicht beugen. Beine geschlossen halten, Bauch leicht anspannen und den Kopf minimal anheben **A**.
- Bauchspannung erhöhen, Oberkörper mit den Armen fixieren und aus der Bauchkraft heraus die Beine so weit wie möglich nach links in Richtung Boden ziehen **B**. Lösen, zurück in die Ausgangsposition, nächste Wiederholung.

* Auf beiden Seiten 3 Sätze mit 12 bis 15 Wiederholungen.

Muskeln schützen Gelenke

Beugen Sie die Beine bei dieser Übung leicht, das fordert die Muskeln der Beine und schont die Kniegelenke.

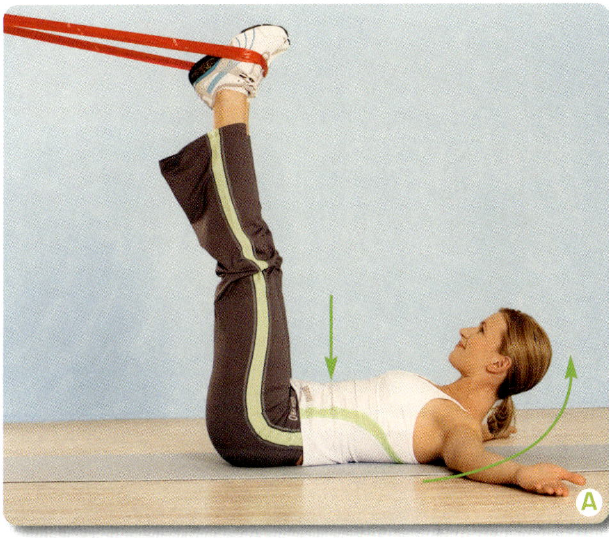

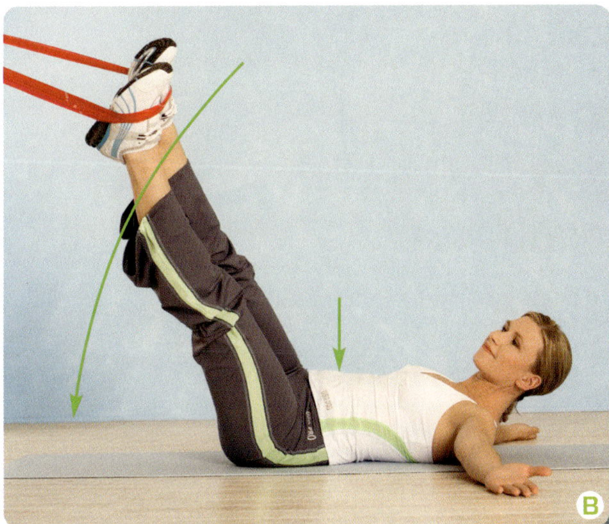

Bauchformer

Strafft den oberen Anteil der geraden Bauchmuskeln.

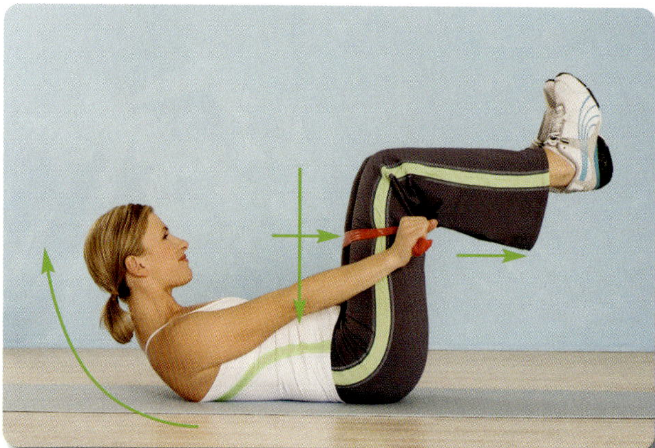

So geht's:

- Legen Sie sich auf den Rücken, die Beine anwinkeln und abstellen. Nehmen Sie das Thera-Band doppelt.
- Beine anheben, die Knie befinden sich senkrecht über den Hüftgelenken. Unterschenkel parallel zum Boden halten.
- Oberkörper und Schultern anheben und Band gegen die Oberschenkel legen. Kleine, dynamische Druckbewegungen gegen die Beine ausführen und dabei den Oberkörper weiter anheben **Bild**.

* 3 Sätze mit 20 bis 25 Wiederholungen.

Postretch

Dehnt das Gesäß und die Oberschenkel.

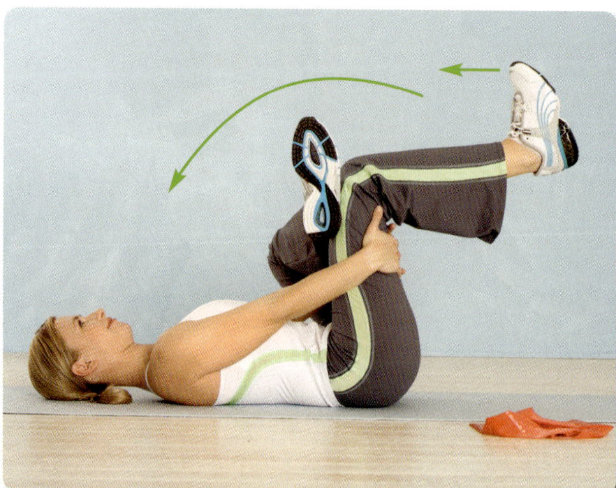

So geht's:

- Legen Sie sich auf den Rücken, Nabel zur Wirbelsäule ziehen und Nacken entspannen. Knie heranziehen.
- Linken Fuß auf das rechte Knie legen und linkes Knie locker nach außen kippen lassen.
- Greifen Sie den rechten Oberschenkel und ziehen Sie das Bein heran, ohne den Po vom Boden zu lösen **Bild**.

* Dehnung 20 bis 30 Sekunden halten, lösen und Seite wechseln.

Brustdehnung

Dehnt Brust und Schultergürtel.

So geht's:

- Kommen Sie in den Vierfüßlerstand. Die Hände weiter nach vorne setzen. Den Po nach hinten in Richtung Fersen schieben.
- Schultern in Richtung Boden drücken und Kopf entspannt hängen lassen **Bild**.

✱ Dehnung 60 Sekunden halten und lösen.

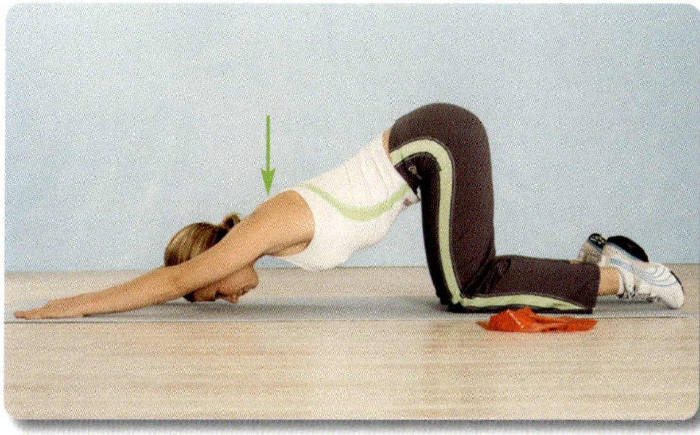

Schulterformer

Dehnt Schultern und Brust sowie die Hüftbeuger.

So geht's:

- Kommen Sie in den Fersensitz. Stellen Sie die Fußspitzen auf. Rücken und Bauch leicht anspannen und in den Kniestand hochdrücken.
- Becken nach vorne schieben und mit den Händen die Fußgelenke fassen. Hüfte weiter nach vorne schieben, Kopf locker in den Nacken sinken lassen **Bild**.

✱ 30 bis 40 Sekunden halten und lösen.

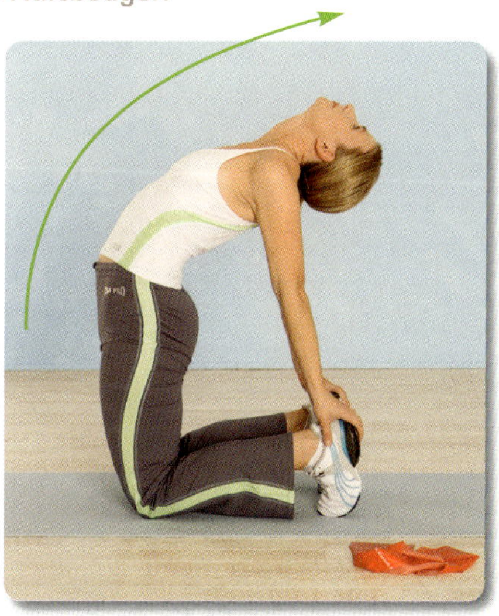

Beinstretch

Dehnt die Rückseiten der Beine und den Rücken.

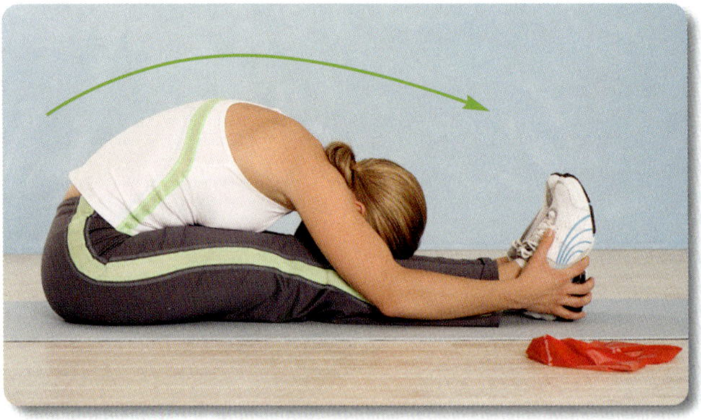

So geht's:

- Setzen Sie sich aufrecht auf den Boden, den Rücken und den Bauch leicht anspannen. Beine schließen und nach vorne strecken, Zehen anziehen.
- Oberkörper erneut aufrichten und langsam die Arme nach vorne ziehen, bis die Hände die Zehen erreichen. Oberkörper ist gerade über die Beine geneigt **Bild**.

* 60 Sekunden halten und lösen.

Hüftöffner

Macht die Hüftgelenke geschmeidig, dehnt die Innenschenkel.

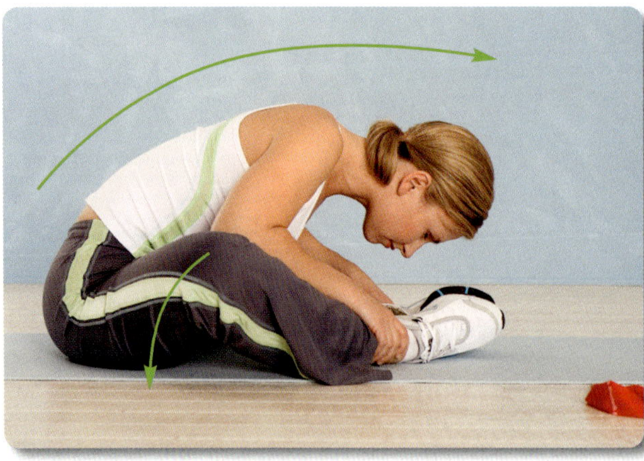

So geht's:

- Setzen Sie sich aufrecht hin. Bauch und Rücken aktivieren. Fußsohlen aneinander legen und Füße eine Armlänge vor dem Körper auf dem Boden ablegen, Knie kippen nach außen.
- Oberkörper nach vorne und zu den Füßen neigen, dabei mit den Ellbogen die Innenschenkel in Richtung Boden drücken **Bild**.

* Tiefste Position 40 bis 60 Sekunden halten.

Anhang

Literaturhinweise

Buchhorn, Dr. Tomas und Winkler, Nina: Das große GU Laufbuch. Gräfe und Unzer, München
Tschirner, Thorsten: FITNESS TO GO Bauch, Beine, Po. Südwest Verlag, München
Tschirner, Thorsten: FITNESS TO GO Bauch, Arme, Brust – Top-Fit mit dem Thera-Band. Südwest Verlag, München
Verstegen, Mark und Williams, Pete: Das Core-Ausdauerprogramm. Südwest Verlag, München
Verstegen, Mark und Williams, Pete: Das Core-Programm. Südwest Verlag, München
Winkler, Nina: Beach Body – In vier Wochen zur Idealfigur. Heinrich Hugendubel Verlag, München
Winkler, Nina: Core-Training für Bauch, Beine, Po. Gräfe und Unzer, München
Winkler, Nina: Bauch, Beine, Po intensiv. Gräfe und Unzer, München

Internet-Links

www.ninawinkler.de
Homepage der Autorin. Hier können Sie Kontakt aufnehmen.

www.shape.de
Die neuesten Fitness-Trends und interessante News rund um das Thema Training.

www.thera-band.de
Hier bekommen Sie die Zauberbänder in unterschiedlichen Stärken.

www.villavitalia.de
Expertenrat von Bauchmuskeltraining bis Yoga.

www.hypoxistudio-starnberg.de
Unterdrucktraining gegen Cellulite, das sehr wirkungsvoll ist.

www.fitnessraum.de
Hier finden Sie Nina Winklers neueste Workout-Programme zum Mitturnen auf DVD.

Adressen

Deutschland

Deutsche Gesellschaft für Ernährung e.V.
Godesberger Allee
53175 Bonn
www.dge.de

Deutscher Sportbund
Otto-Fleck-Schneise 12
60528 Frankfurt am Main
www.dsb.de

Österreich

Österreichischer Fachverband für Turnen
Schwarzenbergplatz 10
1040 Wien
www.austriangymfed.at

Österreichische Gesellschaft für Ernährung
Zaunergasse 1–3
1030 Wien
www.oege.at

Schweiz

Schweizerischer Turnverband
Bahnhofstraße 38
5001 Aargau
www.stv-fsg.ch

Schweizerische Vereinigung für Ernährung
Effingerstraße 2
3001 Bern
www.ernaehrung.org

Impressum
© 2010 by Südwest Verlag, einem Unternehmen der Verlagsgruppe Random House GmbH, 81673 München

Alle Rechte vorbehalten. Vollständige oder auszugsweise Reproduktion, gleich welcher Form (Fotokopie, Mikrofilm, elektronische Datenverarbeitung oder durch andere Verfahren), Vervielfältigung, Weitergabe von Vervielfältigungen nur mit schriftlicher Genehmigung des Verlags.

Hinweis

Das vorliegende Buch ist sorgfältig erarbeitet worden. Dennoch erfolgen alle Angaben ohne Gewähr. Weder Autorin noch Verlag können für eventuelle Nachteile oder Schäden, die aus den im Buch gegebenen Hinweisen resultieren, eine Haftung übernehmen.

Redaktionsleitung

Silke Kirsch

Projektleitung

Claudia Maria Weiß

Bildredaktion

Tanja Nerger

Alle Bilder stammen von Forster & Martin Fotografie, mit Ausnahme von: Jump, Hamburg: 12 (Kristiane Vey); Schweizerische Gesellschaft für Ernährung (SGE: www.sge-ssn.ch), Bern/Schweiz: 27 u. (Pyramide: Truc Gestaltungskonzepte/Lebensmittelicons: Atelier Beat Leuenberger); Südwest Verlag, München: 5 u., 22 (Antje Plewinski), 10 (Bettina Kammerer), 11 (Veronika Moga), 14, 15 (Martin Schulze), 16 (Kristiane Vey/Jump), 19 (Nicolas Olonetzky)

Fotografen der Fotoproduktion

Forster & Martin Fotografie (Renate Forster und Lisa Martin/Studio Lounge), München.

Leitung der Fotoproduktion

Tanja Nerger

Styling

Susa Lichtenstein, München

Haare/Make-up

Heike Leska, Berlin

Models

Nina Winkler und Bianca H.

Wir danken für die freundliche Unterstützung: Schweizerische Gesellschaft für Ernährung: www.sge-ssn.ch (Lebensmittelpyramide auf S.27 u.); Yogistar Vertriebs GmbH: www.yogistar.com; Sport Scheck, München; USA pro; Ludwig Artzt GmbH (Thera-Band); Venice Beach Active

Umschlaggestaltung und -konzeption

R.M.E. Eschlbeck/Kreuzer/Botzenhardt unter Verwendung eines Fotos von Forster & Martin Fotografie

Layoutkonzeption

Eva-Maria Salzgeber, Neubeuern

Gesamtproducing

Konzeption und Durchführung: berliner buchmacher, Vera Olbricht
Redaktion: berliner buchmacher, Vera Olbricht
Satz: Grafik-Studio Scheffler für berliner buchmacher
Satz dieser Ausgabe: Nadine Thiel | kreativsatz

Litho

PrePrint-Produktion Zoran Dietner, München

Druck und Bindung

Těšínská Tiskárna, Český Těšín

Printed in the Czech Republic

MIX
Papier aus verantwortungsvollen Quellen
FSC® C005833

Verlagsgruppe Random House FSC-DEU 0100
Das für dieses Buch verwendete FSC®-zertifizierte Papier *Profisilk* wurde produziert von Sappi Alffeld.

ISBN 978-3-517-08687-3

817 2635 4453 6271